与最聪明的人共同进化

湛庐 CHEERS

HERE COMES EVERYBODY

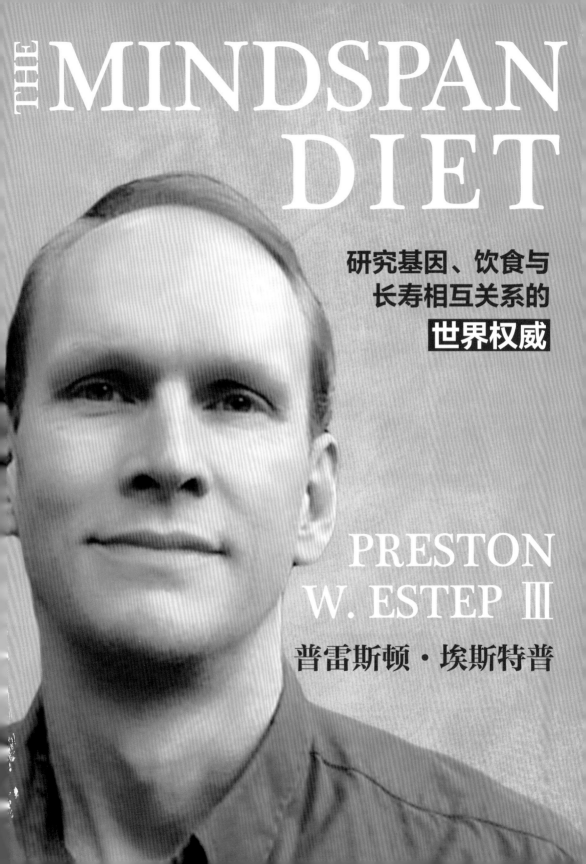

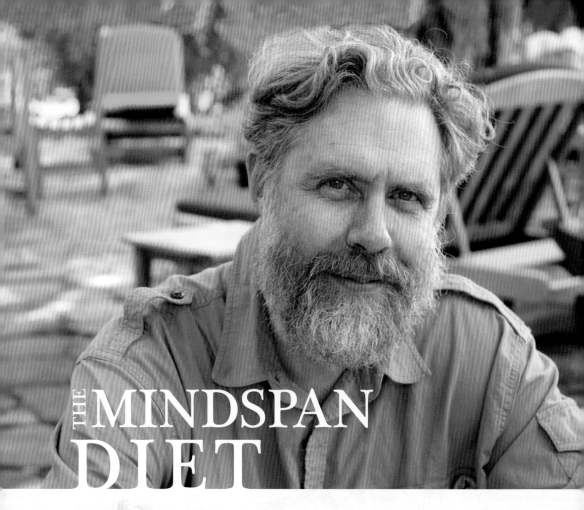

THE MINDSPAN DIET

基因编辑大牛
乔治·丘奇教授的得意门生

　　普雷斯顿·埃斯特普本科时主修神经科学专业，毕业于康奈尔大学并获得学士学位，后又在哈佛大学获得了遗传学博士学位。在攻读博士学位期间，埃斯特普的研究工作都是在哈佛大学遗传学教授、哈佛大学医学院基因组研究中心主任乔治·丘奇（George Church）的实验室进行的，他是丘奇教授的得意门生。

　　普雷斯顿·埃斯特普拥有多项与基因相关的技术发明，如基于转座子选择的 DNA芯片数据输出技术（DNA chip-based readout of transposon-based selections）和通用 DNA蛋白结合芯片技术（universal DNA protein-binding microarrays）等。

　　埃斯特普的研究内容主要集中于老年医学研究领域，而对"抗衰老战略工程"，他曾直言不讳地提出批评，体现出他直爽坦率的真实性格。不过，相对于征服衰老来说，埃斯特普更热衷于对抗心智衰退。

THE MINDSPAN DIET

哈佛大学医学院"个人基因组计划"老年医学研究负责人

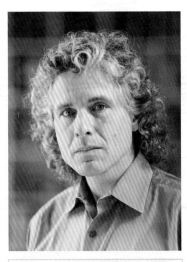

普雷斯顿·埃斯特普在哈佛大学医学院积极投身于"个人基因组计划"的研究工作,并担任老年医学研究负责人,主要负责与基因测序技术相关的事项。

"个人基因组计划"是乔治·丘奇于 2005 年发起的一个长期项目,目标是完成对 10 万名志愿者的基因测序工作,并将完整的基因组数据和医疗记录公开发布,为个人基因组学和精准医疗的发展创造条件。截至 2014 年 8 月,已经有 3 500 名志愿者加入了这一项目。

参与"个人基因组计划"的前 10 位志愿者中,包括了乔治·丘奇教授,以及哈佛大学认知心理学教授、《语言本能》《思想本质》《心智探奇》《白板》的作者史蒂芬·平克。

"个人基因组计划"将公布这些志愿者的基因型,包括所有 46 条染色体的全部 DNA 序列。同时,这些志愿者的多方面表现型信息,如病历、各项检查数据、磁共振图像等全部数据都将存放在互联网上,为各类研究人员利用这些数据对基因型、环境和表现型之间的关系假设进行验证提供支持。

THE MINDSPAN DIET

生命科学领域的连续创业家

普雷斯顿·埃斯特普创立过一家端粒分析公司——TeloMe 公司，同时担任这家公司的创始 CEO 和首席科学家。他还与马特·卡贝雷恩（Matt Kaeberlein）共同创办了一家研究人类长寿基因的生物技术公司——Longenity 公司，并担任这家公司的 CEO。

普雷斯顿·埃斯特普和他的导师乔治·丘奇新近又合作创立了奕真生物科技公司（Veritas Genetics），并担任首席科学家一职。奕真生物科技的总部设在波士顿，是一家致力于基因测序的生物技术公司。在普雷斯顿·埃斯特普的努力下，奕真生物科技公司与哈佛大学医学院"个人基因组计划"展开合作，使得第一个人类全基因组检测项目的费用降到了 1 000 美元以下。

普雷斯顿·埃斯特普还是很多非营利机构的联合创始人和顾问，同时，他也是心智优先基金会（Mind First Foundation）的主席，该基金会是他与哈佛大学医学院和医疗行业的一些意见领袖共同创立的，主要致力于更为科学的心智研究和对早期大脑疾病的诊断和治疗。普雷斯顿·埃斯特普还创办过一家非营利机构——Innerspace 基金会，专注于神经工程领域的相关研究。

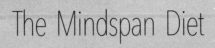

The Mindspan Diet

Reduce Alzheimer's Risk, Minimize Memory Loss,
and Keep Your Brain Young

长寿的基因

如何通过饮食调理基因，
延长大脑生命力

[美] 普雷斯顿·埃斯特普◎著
（Preston W. Estep III）
姜佟琳◎译

浙江人民出版社
ZHEJIANG PEOPLE'S PUBLISHING HOUSE

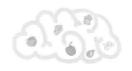

谨以此书献给我挚爱的家人，
他们都曾亲身经历或目睹了神经退行性疾病的危害。

同时，我也想将此书献给我的同事，他们都在
追求人类心智寿命最大化发展的道路上倾尽了心力。

基因科学开创人类健康新时代

一些相互关联的原因促使我写成了这本书。我认为，心智和记忆是人类所有观念、智慧、情感和社会关系的基础，是人类最宝贵的财富，而神经退行性疾病则是它们最大的威胁，这是我写作这本书的原因。

我对神经退行性疾病有着最直观的体验。我亲眼目睹了自己的祖父母、外祖父母心智日渐退化的过程。看着挚爱之人记忆消退，不确定他们何时会有回忆之光闪现，直至他们将过去全然遗忘。他们会一直反复问我那些我刚刚才回答过的问题。一位中年妇人给我讲述了她和她年近80的老父亲令人心痛的交流故事。一次，老父亲以乞求关怀和谅解的语气问她："你是我的妻子吗？"这位老父亲就是我饱受病痛折磨的外祖父，而妇人是我的母亲。尽管已经20多年过去了，但他那哀怜的提问仍然会给我记忆中年轻力壮、声音洪亮、举止自信的外祖父形象蒙上一层阴影。

作为哈佛大学医学院组织的"个人基因组计划"（Personal Genome Project，简称PGP）老年医学研究的负责人，我和各个年龄段的成年人都打过交道，这其中包括许多老年人。工作中，我时常会遇到一些年龄非常大，但头脑依然十分灵活的人。不幸的是，他们最终都难以逃脱大脑老化、心智下降和记忆衰退的宿命。这些经验让我明白，生命中最重要的是拥有一个健康清明的大脑。没有什么比身心长久协调健康更重要，也没有什么比拥有一个健康的大脑更宝贵。

所以，我写了这本书，一本关于大脑、健康长寿和基因的书。在本书的写作过程中，我通过多渠道搜集信息，对它们进行对比分析，以找出使人们罹患阿尔茨海默病和其他神经退行性疾病的首要风险因素，以及相应的应对方法。我希望这本书中介绍的日常生活信息能够有效地帮助您和您的家人降低患上神经退行性疾病的风险，而不必依赖于医疗处方和昂贵的药物治疗。

生理寿命衡量的是我们在世间生活的时间长短，但生活是否充实、是否有意义则取决于大脑的运转状况。① 在这本书中，我会用心智寿命（mindspan）来表述这个观念的核心思想。生命不仅是指生理寿命的长短，也包括生活的质量和高度，同样，心智寿命也需要从长度、广度和最佳表现三个维度进行衡量。个体生命意义不仅取决于生命的长度，还取决于心智（认知）能力的最佳发展水平。本书的主旨就是帮助人们实现身心健康长寿这一宏大的人生目标。

不论每个人的年龄、身材或能力如何，我相信所有人都能从这本书中获益。也许没有人会对我在这本书中列举出的不健康食物感到大惊小怪，

---

① 大脑是位于人体头部的器官。相较于大脑，心智这一概念则显得有些抽象。心智不是具体的实物，而是一个动态的过程：大脑、机体与环境刺激的输入、输出相互动共同形成了心智过程。心智过程由观念、记忆、反应和行为等类似因素组成。

但是你一定意想不到，一些公认的健康食物（如富含铁元素的食物）实则也有着很大的健康隐患。

现代社会中人类寿命显著增长，这一趋势令人备受鼓舞，但仍然有一些负面信息值得我们关注：资料显示，暮年之后，大多数人的认知能力都会呈现出明显的下降趋势，且患上大脑疾病的风险也呈现出明显的上升趋势。对于阿尔茨海默病这样的脑部疾病来说，当事人并不是唯一受到认知衰退困扰的人，他们所在的社区、邻里、朋友和家人都要和他们一同应对认知衰退的挑战。实际上，人类生命中后期的认知衰退是普遍现象，而在日常生活中，的确有一些人对认知衰退有着较好的免疫力。

基因、饮食与心智长寿

目前，世界上存在着这样一群人，他们的认知能力得到了最大限度的发展，他们同年轻人一样反应机敏、态度积极、行为自主，我将这些人称为"心智长寿达人"。为了探析这些心智长寿达人健康生活的秘密，我回顾了过去不同领域中的诸多重大研究发现，并从中提取了适用于我们的可行性参考意见。在回顾中我发现，这些心智长寿达人之所以能够健康生活是因为他们拥有了我们所缺乏的有利条件。而这本书会告诉你这些有利条件是什么，如何获得这些有利条件以及如何利用这些有利条件来达成健康长寿的目的，从而使你的心智寿命得到充分发展。

心智长寿达人拥有的最大有利条件可以总结为一个词：饮食，饮食在心智寿命发展中十分重要。写作此书时，我查找了"饮食"一词的出处。它最早出自拉丁语和希腊语，原意是指一种生活方式。所以，本书的内容核心就是介绍一种常态化的生活方式。尽管"饮食"一词非常简单，但真实的生活实践却与之截然相反。我在生活中曾尝试模仿过心智长寿达人的饮食习惯，但后来才发现自己做的其实都是一系列错误尝试。我从地中海饮食开始，根据自己肤浅的理解来改变生活方式：更多地选用橄榄油，提高黑巧克力和红酒的摄入量，进食更多的牛奶、酸奶、意大利面和面包。但结果是头疼和炎症发作得更加频繁，锻炼中和锻炼后的疼痛症状更加明显，体内胆固醇水平也直线上升。改变饮食的实践并没有让我更健康，反而让我更加乏累。当时的我只有 40 岁，身体状况本应更健康才对。我知道，一定是哪里出了问题。

当深入研究了一番之后我才发现，我吃的食物其实只不过是表面的地中海式罢了。而核心的差异使得这些食物并没有丰富我的饮食，强健我的体魄，反而起到了破坏作用。从自身角度来讲，我的基因与地中海人有着显著的差别，这让一些本应促进身体健康的食物产生了负面作用。因此，在这本书中，我会着重介绍一下这些核心差异，以防读者和我犯下相同的错误。本书中还会介绍许多科学研究，尤其是与基因和人类寿命相关的前沿研究。此外，我还会在书中对比分析大量片段和零散信息，并将它们组织整合成系统性知识，来帮助人们过上健康、长寿、智慧自主的生活。所有倡导健康、生活方式、营养及健身的网站、文章和书籍都会给出类似的健康建议，但是它们几乎都忽视了最基本的问题：它们不知道也不明白我们延长自身寿命的方法和内在机制，同样也不知道人体衰老的方式和内在机制。这些建议可以帮助 30 岁左右的人减脂，也可以帮助 40 岁左右的人减重，但是大部分的建议都会加速大脑的衰老速度，这让我十分担忧，我想我们应该对此保持注意和警觉。

基因与基因表达

近来研究发现，一些遗传因素对人类晚年的认知能力有着重要的影响。这些研究为人们理解衰老的本质、疾病预防、大脑衰老以及认知能力下降提供了新的视角。这些研究也使得我们现在能够健康舒适地生活更长时间，甚至可以在某种程度上控制衰老的进程。未来，我们也许能够更准确、更全面地控制自身的衰老。

另一些重要的研究则强调了基因并非不可改变的事实。基因不是宿命，相反，"基因＋环境＝性状"。换句话说，环境因素和基因的互动甚至可以改写基因的表达，影响我们的性状，这一点尤为重要。虽然目前仍无法改变自己的基因，但是我们能够影响基因的表达。在影响基因表达的众多环境因素中，最重要的就是饮食。这本书就是要向读者展示饮食在加速和延缓衰老中的作用方式，书中还提出了一些现阶段能够让人类健康长寿的健康饮食和生活方式。此外，这本书还会介绍那些时髦的饮食和生活方式与基因之间的相互作用方式，以及它们对身体造成的危害。

读者不妨将这本书当作攀登证据之峰的向导，阅读这本书就像是乘着升降机直攀峰顶的过程。在峰顶上，你看待问题的视角将会更加宽广和深远。我们可以通过一些有效简便的方法如调查、统计等方法实现目标。通过这些方法，我们能够了解到人们的饮食、生活习惯以及几十年来的健康状况，进而对人类健康产生更加深刻的认知。

本书中还介绍了一些更为复杂的方法，如 DNA 测序以及分析海量 DNA 数据的统计方法。2001 年，人类基因组 ① 工作草图的发表彻底改变了人类生物学和医药学的发展。人类基因组解码之后，基因在日常研究和医疗实践中的影响开始慢慢扩展开来。随着可用数据的激增，影响健康因素的证据也大量涌现，极速甚至是彻底地改变了人们看待事物的视角。

尽管理解生物医学研究仍很困难，但细致分析风险因素和基因变异在预防和治疗像阿尔茨海默病这样的脑部疾病中的作用方式，已经使我们能

---

① 人类基因组是指人类每个细胞中的全部 DNA 分子。

够史无前例地量化分析基因、环境和性状对人类健康的影响。就像在哈佛大学"个人基因组计划"中，科学家在人类基因组方面的研究发现让我们在改善人类生活方面取得了巨大进步。

正在兴起的精准医疗

写到这里，我想起了一个众所周知的例子——彭博社新闻记者约翰·劳尔曼（John Lauerman）的故事。他来到我们这里时正在写一个有关个体化医疗和基因组学兴起的系列文章。约翰认为，加入哈佛大学个人基因组计划更能帮助他了解相关信息。于是，我们采集了约翰的血样并对他的DNA进行了测序。测序完成之后，我们用计算机自动判读系统对他的基因组进行了分析。分析报告的多个部分都标有一个大大的红色旗标，这表明约翰体内有一种罕见的DNA变异，而这种变异意味着他面临着患上严重凝血障碍的风险。他的父母身上都没有发生这样的基因变异，所以这一定发生在约翰出生后某个阶段。和癌细胞类似，发生变异的细胞会以惊人的速度大量增殖。

我们还发现，这一变异引发的并发症对约翰的影响可能已有十年之久了，但约翰一直不知道其中的原因。基因组信息帮助约翰和他的医生了解到了他患病的确切原因。接下来，约翰接受了简单有效的治疗，身体也在逐渐康复中。在这个过程中，约翰完成了他的系列报道，这是他生命中完全空白、没有预料到的一章。在系列报道的最后一篇文章中约翰说，自己不后悔进行了基因组测序，他很开心能够在这一过程中发现之前没有注意到的严重威胁健康的因素，更重要的是他还找到了相应的解决办法。

在哈佛大学"个人基因组计划"中，类似的例子还有很多，基因突变的研究发现让人们了解到一些简单却可能救命的知识和治疗方法。另一个值得一提的例子是一位60岁左右的男士。几年前，他来到我们这里时正在经受早期帕金森病的困扰。后来，我们发现，他为了保持充沛的精力，每日服用铁元素补充剂已长达数年之久。近来有研究发现，人体内铁元素累积过量是造成人们罹患帕金森病的原因之一，铁元素相关合成物也会造成人体关键脑区的氧化损伤。在对那位男士的基因组进行测序和分析时我们发现，他体内的基因变异是让他患上血色素沉着症的根本原因。血色素沉着症是一种由于铁元素积存过多造成的普遍性疾病。近来一些研究发现，铁元素积存过多增加了人们患上神经退行性疾病的风险，如帕金森病和阿尔茨海默病。血液检测发现，神经退行性疾病患者的血铁含量远远高出正常水平，这也进一步证实了基因研究发现。目前，神经退行性疾病的发病率显著放缓，甚至有停止发病的趋势。

这些例子说明，基因组研究正在带领我们进入一个新的时代，在这个时代中，以基因研究为前提，我们可以充满信心地应对影响人类健康的诸多问题。但改变的到来通常是缓慢的，而且一些善意可靠的生物医学专家提供的建议也常常无法带来期望的效果。其中的原因很简单，但往往又被人们所忽视：很少人知道究竟什么是阻碍我们实现长期健康目标的首要因素。人的一生是动态发展变化的，一些对年轻时的我们有利的因素往往会给人到中年的我们造成实际性伤害。相反，一些被认为是不良甚至可能有害的行为却能够在生命的另一个阶段发挥促进健康的积极作用，帮助我们生活得身心长寿、头脑清明。

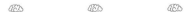

这本书的总体架构可以分为三部分。

第一部分主要是一些背景知识的介绍，以帮助你理解本书所讲的科学研究。在本部分中，我将会解释心智寿命这一概念，对身体如何运作，我们为什么需要从食物中获取各种营养成分等问题给出解答。这一部分还会介绍影响心智寿命的重要遗传因素。除此之外，我还会介绍心智长寿达人饮食的共同点，以及一些健康长寿、头脑清晰、心智健康的普通人和特殊者的例子。本部分内容还包括了生物学和营养学的最新前沿研究成果，这些结果会帮助你理解自己身体和环境的交互作用，理解自己的需求如何在随着年龄增长而发生变化，认识每日饮食中潜伏着的健康威胁以及这些威胁的负面影响如何随着年龄渐长而成倍增长。

第二部分揭示了饮食对基因、寿命和大脑的重要影响。在这一部分中，我会告诉你哪些食物是健康碳水化合物、脂肪和蛋白质的来源，哪些食物则需要尽量避免，从而让保持身心健康、精力充沛变得简单容易。

在第三部分中，你将会读到世界各地心智长寿达人食谱的要点总结。此外，这一部分还会给出一些你需要常备的食材清单，心智长寿达人饮食的制作方法、饮食习惯的实用建议以及 73 份让你大脑永葆活力的健康食谱。

THE

MINDSPAN

D I E T

目 录

基因、饮食与长寿

有些人长寿，是因为他们的家族拥有优秀的长寿基因，法国的卡尔芒夫人就是最好的例子。研究发现，APOE 和 APP 是影响人类心智寿命的两个最重要的基因。以认知能力和记忆力衰退为特征的阿尔茨海默病，就是 APOE 和 APP 这两个基因与"健康杀手"铁元素相互作用的结果。但基因对人类寿命的影响只占30% 左右，而不是我们的宿命。我们虽然无法改变自己的基因，却可以通过环境因素改变基因的表达，从而达到长寿的目的。饮食就是影响人类寿命最重要的环境因素之一。

PART 2

饮食影响基因表达

通过饮食调理我们的基因，积极影响基因表达，就能让我们保持健康的身体状态和旺盛的大脑生命力。其中，低含铁量、低血糖指数的精制碳水化合物（LIGIR），是有益于健康长寿的最佳碳水化合物；不饱和脂肪酸构成了人体的必需元素，也是生命活动的基础；饱和脂肪酸好坏参半，而反式脂肪酸则是有百害而无一利。与传统"高蛋白、低碳水化合物"的饮食理念相反，"低蛋白、高碳水化合物"才是增强大脑生命力的关键。此外，富含神秘 X 因素的面包、红酒、醋、乳酪和酸奶更是不可多得的健康饮食。

PART 3

基因时代的长寿食谱

心智长寿达人的饮食有许多共同之处，其中之一就是极力避免铁元素的摄入。10 个饮食原则和 5 种生活方式，为您揭示出心智长寿达人心智发展的根本所在。真正健康的饮食，必须从食材和烹饪方法入手。更重要的是，要让我们的身体做好进食的准备，让每一顿饭都产生对下一顿饭影响显著的"第二餐效应"。关于每一餐该吃什么，又该如何烹饪美食，就让我们跟着心智长寿达人操练起来吧！

你不是一个人在读书！
扫码进入湛庐"生命科学"读者群，
与小伙伴同读共进！

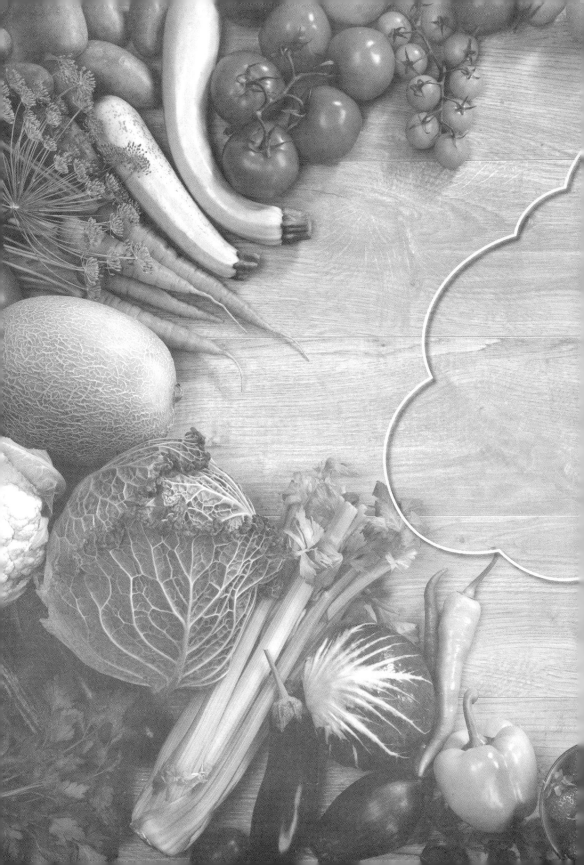

PART 1

基因、饮食与长寿

有些人长寿，是因为他们的家族拥有优秀的长寿基因，法国的卡尔芒夫人就是最好的例子。研究发现，APOE 和 APP 是影响人类心智寿命的两个最重要的基因。以认知能力和记忆力衰退为特征的阿尔茨海默病，就是 APOE 和 APP 这两个基因与"健康杀手"铁元素相互作用的结果。但基因对人类寿命的影响只占 30% 左右，而不是我们的宿命。我们虽然无法改变自己的基因，却可以通过环境因素改变基因的表达，从而达到长寿的目的。饮食就是影响人类寿命最重要的环境因素之一。

心智寿命的昨天与今天

让我们陷入困境的不是无知，而是看似正确的谬误论断。

——马克·吐温

THE

MINDSPAN

DIET

我们人生的最高目标应该是让自身的认知能力得到充分的发展——尽最大可能地延长生命的长度、延展心智的广度。拥有最强大脑能够让我们自信满满地应对挑战，更好地预测和规划未来，过上幸福充实的生活。换句话说，无论做什么，心智健康都会提升我们的生命体验。然而，在实现这一目标之前，当下的我们在面对生活中的问题时依然没有那么自信和笃定。

根据近年来的调查显示，阿尔茨海默病是人们最害怕患上的疾病。科学家没有对阿尔茨海默病的恢复和治疗达成一致意见是人们恐惧和不安的根源。从悲观无助到抱有希望，再到满怀信心，对于阿尔茨海默病的治疗，人们有着各种各样观点各异的说辞。

有人说，没有任何一种治疗能停止或是显著放缓阿尔茨海默病带来的认知衰退。而又有观点认为，一些看似不可能的疗法能够奇迹般地停止认知衰退过程，甚至让大脑重新焕发活力。在我看来，这两种说法都是不正确的。我之所以在本章开篇引用马克·吐温的话就是因为，那些充斥在我们生活中的健康信息，其核心部分都是不正确的。诚如马克·吐温先生所说，这些看似正确的谬误论断让我们陷入了困境。

如何吃出长寿

在过去的几十年中，我见过、听过的饮食建议不计其数。人们寻求这些饮食建议大多数是为了减肥，也有人是为了健身和提升竞技技能，还有一些人则纯粹是为了提升未来的身体健康水平。虽然这些饮食建议对应的目的值得肯定，但它们都普遍忽视了最重要的一点：你及你爱人的心智健康和长期表现。试想一下，如果你的爱人患上了神经退行性疾病，你需要经年累月地照顾他，目睹他认知衰退，渐渐陷入无助迷茫的深渊。再互换一下角色，如果患病的是你，你的记忆减退，人际关系凋零，你的爱人孤独无助地照顾着你日渐虚弱的身体和饱受蹂躏的心灵。你有什么样的感受？我们想要记住爱人最美好的样子，但是我们却无法忽略那些反复被问到的问题，经常出现的古怪行为，大小便失禁等诸如此类琐碎无助的生活细节。所以，对于饮食的选择，唯一合理的目标应该是让自己的心智得到最大限度的发展。

近年来，高脂肪和高碳水化合物食物都被污名化了。人们普遍认为饮食对身体造成了伤害，我们饱受丰盛饮食的伤害，健康状况每况愈下。我同意饮食对身体造成了伤害这一说法，但不同意解释这一观点的具体细节。我们现在所吃的食物都达到了以往食物从没有达到过的最佳状态。但是这并没能阻止人们来势汹汹的抱怨和错误解决方案的泛滥。

在这种情况下，一些健康大师开始回溯过去。他们相信如果我们能够回到几千年前，就会发现那时的人们生活在最完满的健康状态中。当我们和祖先一同坐在篝火旁，给他们讲述现代生活时，使他们感到困惑的不仅包括电脑、手机、飞机旅行等现代科技对生活方式的改变，心脏病、癌症和神经退行性疾病的普遍化也会让他们难以理解。新石器时代人类的健康状况让健康大师激动不已，他们纷纷开始探究其中的原因。一些大师还发现，那时人类日常饮食中的淀粉含量很少。

尽管几千年前，我们祖先的身材更加苗条，精力更加充沛，糖尿病的发病率也没有那么普遍。但是这些故事中最精彩的部分，尤其是为当下备受欢迎的原始饮食法背书的那些故事，其实是人们想象力泛滥的结果。遗传学研究表明，人们已经进化出了消化淀粉和糖类的能力（比如与人类近亲黑猩猩相比，人类能够分泌出五倍以上的消化酶来分解淀粉类食物），这一能力的进化至少在 50 000 年前就已经完成了。这一事实与认为淀粉食用历史很短，淀粉消化在人类进化史上微不足道的观念相左。

科学家们普遍认为，当前像心脏病、癌症和神经退行性疾病这样的老年疾病发病率比几千年前降低了很多，但是这主要是由于几千年前人的寿命并没有现在这么长。事实上，对那些分布在世界各地的木乃伊进行分析，我们不难发现，几千年前的人也普遍患有癌症、动脉粥样硬化或关节炎等疾病。这意味着将年龄因素考虑在内后，几千年前人们的老年病发病率至少和当下一样普遍。

回溯 19 世纪和 20 世纪之交我们会发现，当时的老年病现象十分常见。事实上，相较于病原性感染这样的致命疾病，与年龄相关的心血管疾病（目前致死率第一的疾病）发病率更高。

另一个摆在我们面前的清晰事实是，百余年后，我们仍然面临着许多重大问题尚未解决，其一就是许多人仍会面临很高的认知损伤风险。随着社会经济水平的提升，人们生活的富裕，中晚年时期的认知衰退问题令人不安。我们需要明确应对这些问题的最佳方法，但在这之前，我们必须先把事实弄清楚。

如果人体的心血管系统变形，大脑供血功能就会遭到损害。同样地，如果人体的肾脏、肺部和肝脏出现了问题，大脑运转也会出现问题。因此，包括糖尿病、高血脂在内的一系列健康问题都是导致认知衰退、大脑运转出现问题的风险因素。最佳的身体健康状态和生命长度都是促使心智寿命得到充分发展的必要因素。如果你保持着传统的饮食习惯，就算是一般意义上的健康饮食方式，这本书提供的饮食方案也会帮助你降低患上致命疾病的风险。

mindspan

心智寿命

指大脑正常运转的时间和表现，是衡量人体健康的最终指标。

THE MINDSPAN DIET

心智寿命的变化趋势

你需要知道的一个好消息是：在过去几代间，不论是在寿命还是心智寿命上，我们都取得了可观的进步。在过去的 150 年间，工业化国家人们的寿命已经升至了历史最高水平。产前护理水平的提升以及婴儿死亡率的降低提高了人们的总体平均预期寿命[①]。我的曾祖父母出生于 19 世纪末期。1900 年，当他们还是孩子的时候，生活在美国的 70 岁老妇人被计还能再生活 9 年左右。统计数据表明，如果这一老妇人生活在现在，那么她还能再活 15 年左右。近来的寿命数据显示了人类寿命仍有提高的趋势。从 2000 年到 2010 年的 10 年间，百岁老人（100 岁及以上的老人）的人口数量大幅度提升，而在一些地区（如日本，日本人的寿命为世界之最），百岁老人的数量甚至翻了一倍。

人类的心智和大脑也获得了相应的发展。现代心理测验直到 20 世纪后期才开始普及，随着心理测验的启动和广泛使用，我们发现人类心智的发展同生理寿命一样都呈逐渐上升趋势。人类的心智极其复杂，它的发展和变化不像生理寿命那样容易测量。但相关测验还是显示出：人类的记忆、IQ 和其他认知能力不断上升的发展结果令人备受鼓舞。在过去的 20 世纪中，人类的认知能力提升了近 25% 之多。同生理寿命一样，在早些时候，人类

———

[①] 出生时的平均预期寿命指在具体的某一年中，50% 的出生人口预计能够生存的年数。

认知能力要达到这样幅度的提升，需要花费更长的时间。

尽管认知能力的发展和提升多见于儿童和青少年时期，但是测验结果显示，成人包括老年人在内的认知能力都有了全面提升（通常来讲，随着人类寿命的不断增长，神经退行性疾病的发病率也会不断攀升，然而最新测验结果与这一趋势正好相反）。换句话说，不仅人们的寿命延长了，在这延伸的生命中，人们的认知能力也达到了前所未有的高度。根据这些心理测验的结果我们可以判定，现在的成年人要比几代前的同龄人更聪明。人们的认知能力不仅获得了大幅度提升，而且这种提升能够延伸到生命的中后期。这意味着认知能力的提升和人类整体寿命的增长一样意义重大。抛却哗众取宠的标题《逆生长的秘密终于被揭开》不谈，寿命的增长和认知能力的提升是相辅相成的，两者共同促进了心智的最优化发展。

如果深入回顾和分析人类心智寿命的历史发展和全球趋势，我们有理由信心满怀，同样也会深感忧虑。不幸的是，坏消息进一步加深了我们的担忧。对于一些发展中国家来讲，人们的心智寿命正在不断提升。但发达国家中人们的心智寿命已经达到峰值，开始出现增长放缓甚至下滑的趋势。最可怕的是，近来一些报告显示，发达国家人口的阿尔茨海默病、帕金森病等神经退行性疾病的发病率已远高于其他国家（与同年龄段的人群相比）。在美国，欧洲和其他一些经济水平相对发达的国家，这些疾病的发病率仍然在上升。而另一些报告则发现，在许多发病率较高的国家，人们记忆出现问题的时间竟然提早到了 40 岁。

近来一则报告显示，从 1990 年到 2010 年这 20 年间，世界范围内"死于阿尔茨海默病和其他神经退行性疾病的人数增长了近三倍之多，死于帕金森病的人数增长了一倍"，并且这些疾病在各个年龄段的发病率都有上升。在过去的 20 年间，阿尔茨海默病和其他神经退行性疾病造成的年龄标准化死亡率已经翻了一番。

然而，尽管人类认知能力衰退的趋势触目惊心，但仍然有着低估现有问题严重性的可能。在美国，阿尔茨海默病每年会夺去 50 000 多人的生命，这一数字比疾病控制和预防中心公布的官方数字要高出六倍之多。居高不下的致死率让阿尔茨海默病成了世界第三大致死疾病（一度排名第二）。在不久的将来，它甚至有可能成为第一大致死疾病。近些年来，你可能听说过随着婴儿潮一代的老去，神经退行性疾病会大规模爆发的观点，这并不是耸人听闻。相关研究表明，如果人们不尽快采取措施逆转这一趋势的话，神经退行性疾病可能会给人类带来海啸般的毁灭性袭击。

咖啡、茶和红酒，助人长寿的"三剑客"

过去的二三十年间，我们的基因并没有发生什么变化，但是我们的食物、饮食和生活习惯却发生了颠覆性改变。正因如此，我相信我们有能力将患病风险降低到远低于二三十年前的水平。我之所以如此自信是因为许多独立的、论证充分的科学研究表明，人类有能力掌控自身心智寿命的发展。虽然发达国家人们的饮食和生活习惯提升了神经退行性疾病的发病率，但可以确定的是，仍然有一些潜在因素对人体健康和认知能力的发展产生着积极的影响。虽然滚石乐队哀唱着"人并不总能遂心所愿"，但是我想说，有时总会"无心插柳柳成荫"。当你做一些不同于以往的其他尝试时，反而会得到许多意想不到的积极结果。比如，人们对生活质量和舒适度的关注会间接地让他们生活得更加健康长寿，促进他们认知能力的发展。正如我在后几章中将会详细介绍到的，咖啡、茶和红酒可以成为我们提升精力、有效改善情绪的美味方法；像布洛芬这样一些现代止痛药不仅能够减轻炎症，而且还能够降低神经退行性疾病的发病率和产生其他方面的积极效用。那些背部受伤或是膝盖功能受损的人在缓释疼痛的复健过程中，即便没有刻意为之，即刻的情绪和体力调整都会给他们的认知能力发展带来积极影响。

其他能够促进心智寿命发展的因素也能带来额外的积极作用：如卫生条件的改善，食物饮水的充足供应和质量提升，以及其他一系列公共健康措施的实施与改进。但因为这些因素很容易获取，我们从这些因素中获得的心智寿命发展实际上已接近极限。如果我们想要取得更多的进步，就需要寻找新的因素，以促使心智寿命进一步发展成为可能。但是在迈出下一步之前，我们需要更谨慎地应用科学研究成果。

年龄渐长时的健康饮食

对于人生的后半段，不同文化环境中的人们有着不同的看法，但有一点是共同的：年长意味着智慧。这也是我们倾向于将重要的事情和责任委托给年长者的原因。根据美国宪法，总统须年满 35 岁才能任职。统计数据显示，美国总统就任时的平均年龄为 55 岁，美国历史上最年轻的总统约翰·F. 肯尼迪（John F. Kennedy）就任时也将近 45 岁了。即便在没有这种法律规定的国家中，国家治理这样的重大责任也往往交于年逾中年者之手。例如，从 1800 年至今，首次入主唐宁街的英国首相平均年龄为 56 岁。

在心智和领导力达到顶峰之前，人们的生理发展已先一步放缓了节奏（甚至有人认为生理发展放缓是情绪和心智成熟的前提），这一放缓的过程被学者们称为"衰老"。但这并不是简单的发展放缓，实际上，我们的需求也发生了变化，也就是说，我们对食物、饮水、锻炼和睡眠等事物的反应发生了变化。在人生的后半段，这些变化逐渐累积，对我们的选择也会带来或积极或消极的影响。人们对阿尔茨海默病首要致病风险因素的关注凸显出了这些变化的重要性。

主流科学已经确定了阿尔茨海默病的首要遗传致病因素。医疗组织一直在寻找治疗由基因病变引发的阿尔茨海默病的方法。然而大多数专家并没有意识到，基因和周遭环境因素的交互作用才是造成阿尔茨海默病患者认知功能失调的主要原因。

诊断并确认患有阿尔茨海默病的西方人不到患病人口总数的 10%，但是根据阿尔茨海默病协会的调查，在所有的阿尔茨海默病患病者中，他们自己或是照顾者知悉其患上阿尔茨海默病的还不到患病者总数的一半（也许这是因为许多人认为，就算知道患上了阿尔茨海默病，人们对此也无能为力）。

人们普遍认为，还有 10% ~ 20% 的人受到了一些轻度或其他形式的神经退行性疾病困扰。一些人估计，如果把标准界定得宽松一些，有超过 40% 的人都有着不同程度的认知损伤。但即使是这样的数字也没有完全反映出衰老对人体认知能力的负面影响。我会在第 6 章详细介绍导致阿尔茨海默病发病的基因病变，大多数阿尔茨海默病和神经退行性疾病都是由基因变异导致的，而且这一基因变异并不罕见。事实上，能够导致阿尔茨海默病的基因变异甚至普遍到几乎是所有阿尔茨海默病的致病因素。

所有形式的神经退行性疾病都有相同的环境致病因素，如我们加工食物的原材料。尽管每天都备受这些环境因素的荼毒，但我们并未意识到其中的危险。就目前来讲，我们还无法断定基因和环境因素哪一个对心智寿命发展的影响更大。我个人的看法是，饮食对心智寿命的影响更大。许多饮食因素如同开关一样控制着基因的表达。事实上，过量的铁元素是导致神经退行性疾病发病的首要饮食类致病因素，因为有研究发现，受铁元素作用影响的基因会提升人们患上阿尔茨海默病的风险。

anti-iron age

反铁时代

当下，过量的铁元素摄入是造成人们罹患癌症和其他高致死率疾病的主要原因。只有控制铁元素摄入量，人口心智和寿命才能朝着积极的方向发展。

THE MINDSPAN DIET

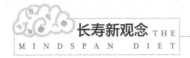

到目前为止，我们仍没有办法改变基因，但我们能够改变相关因素的作用方式。这些因素包括饮食、锻炼、睡眠、药物，甚至是我们的心理状态。在这些因素中，饮食的作用最有效也最持久。鉴于正常人一生中差不多要吃掉 40 吨食物，饮食的重要性也就不会让我们感到大惊小怪了。

合理的饮食和生活习惯能够将人们患上心脏病、中风和其他心脑血管疾病的风险降低 90% 甚至更多。比如针对法国里昂心脏病人的膳食研究发现，通过在保持法式传统饮食习惯的人群中强化地中海饮食特点，法国里昂居民的全因死亡率（一定时期内各种原因导致的总死亡人数与该人群同期平均人口数之比）降低了 76%。相较于其他西方国家的标准饮食习惯，这样的饮食习惯更健康，从而降低了人们患上心脑血管疾病的风险。

我们来比较一下饮食方式和药物在治疗心脑血管疾病方面的效果。如果你罹患心脏病的风险很高，他汀类药物治疗能够将你患病的风险降低 1/3。而在初始试验中，一剂经科学验证的强有力的特效药只能将死亡率降低 1/5。从这些数字中，你会清楚地看到最佳特效药的效果远不如健康合理的饮食。

很快你就会发现，像是摄入铁元素过量这样不合理的饮食方式在你和你的家人朋友中十分普遍。同时你也会发现，想要生活得健康也比较容易。尽管引发神经退行性疾病的首要遗传因素十分常见和普遍，但控制这些因素的方法也具有普适性。在下一章中，我将会详细介绍这些致病因素如何对我们的大脑和心智寿命造成了负面影响。

Chapter

02

基因重要，还是环境重要

基因＋环境＝性状，所有性状都是以这种方式形成的。

——普雷斯顿·埃斯特普

THE

MINDSPAN

DIET

人类独特的复杂性在于每个人都是简单和复杂的综合体，是环境和遗传因素共同作用的产物。食物、饮水、空气和气温共同构成了我们生活的环境。而人类的遗传因素十分复杂多变，通常通过 DNA 表达出来。作为生理因素唯一且最重要的表达方式，DNA 是基因和基因组（基因组是存在于单个细胞中的所有遗传物质）的物质形式。在这里，我想再强调一下用来概括本书主旨的基本公式：基因 + 环境 = 性状，所有性状都是通过这种方式作用形成的。但在影响性状形成的基因和环境因素中，哪个更重要呢？

长久以来，坚信遗传是最重要影响因素的人不在少数。毕竟，家人间的相像是如此普遍和明显。我们知道，有些疾病会在家族代际间遗传，事实也的确如此。但对于大多数疾病来讲，它们是否会在家族代际间遗传则取决于具体情况，即要关注环境因素的影响。不论环境因素如何，遗传因素对性状的决定作用以及相关事例得到了媒体和大众的过多关注。过去几十年中，科学家们对影响健康和寿命的相关因素进行了大量研究，这些研究发现足以颠覆人们对遗传和环境因素的传统信念。目前，科学家们普遍认为，遗传因素对人类寿命的影响约占 20% ~ 35%，而其余部分则取决于诸如饮食、睡眠、精神刺激、情绪和锻炼等环境因素。

我们现在了解到人类健康和寿命的复杂性是一个利好消息，因为这意味着基因不再是我们的唯一宿命，人们有能力来控制自己的健康走向。此外，与健康和寿命相关的复杂因素可以概括整合成对所有人都适用的一般因素，也就是说，我们整合出的这些关键性一般因素对大多数人来说都是适用的，只是在具体情境下作用程度不同。

某些遗传因素能够让人们生活得健康长寿，而某些遗传变异和良好环境因素的共同作用也能够产生令人意想不到的积极效果。法国妇人珍妮·卡尔芒（Jeanne Calment）在快要 120 岁时戒掉了多年来一天一根烟、每周摄入 900 g 巧克力的习惯。卡尔芒夫人的家族有着长寿的基因，除了每天一根烟和稍显过量的巧克力摄取外，她几乎过着教科书般的健康生活——坚持良好的饮食习惯和日常锻炼。正是优秀的长寿基因与健康生活习惯的完美结合，共同造就了卡尔芒夫人健康长寿的神话。

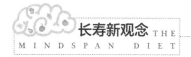

长寿新观念 THE
MINDSPAN DIET

我们通常会认为人们会以相同的节奏和速度衰老，那些年逾 90 或百岁的老人只不过是比一般人度过了更多衰老、颓败的日子。当人们想起像珍妮·卡尔芒这样的长寿老人时，浮现在脑海中的也不过是他们常年躺在养老院病床上孤独衰老、悲凉凄惨的场景。事实上，这样的观点并不正确。卡尔芒夫人在暮年时仍然保有着生命活力，年逾百岁的她依然可以骑自行车出行。她的一生都是开心幸福、明智清醒的。年逾百岁的她看起来要比实际年龄年轻几十岁，而她的精力也如她的面貌一样年轻。

大多数在衰老研究领域占据领军地位的研究人员认为，人们的衰老速度和节奏存在着很大的个体差异，甚至对一个具体的人来说，在他生命的不同阶段，衰老的速度也是不一样的。许多因素，如锻炼、饮食及一些特定的药物治疗都会影响人类的衰老速度。所以，认为人类无力延缓衰老的观点是错误的。这样的错误观念只会让我们合理化自己的不健康行为，对自己的行为放任自流，不去寻求改变。

因此，要活得健康长寿、永葆生命活力，我们需要为未来的自己确立一个更加积极的形象。如，我们可以先想象自己可以达到一般人的平均寿命，如 80 岁，然后再将 80 岁延长到 120 岁。想象自己在年逾百岁后仍能生活得健康积极，做所有自己想要做的运动，甚至可以骑上自行车来一场观光骑行。如果你是个乐观主义者，不妨放胆多做一些延长，如超过 120 岁，目不能及终点，并按照在无限生命中永葆活力的目标去引导自己的行为。

不同的基因，不同的最佳环境

每个人都有与自己基因相匹配的理想生存环境。对卡尔芒夫人来说的最佳环境因素也许并不适合你，但这些环境因素却有着核心的相似性，因为影响人们健康长寿的基因几乎是相同的。我们每个人身上不同的基因变异是使得适合于每个人的理想生存环境各不相同的原因。但这些基因是什么呢？基因由 DNA 分子构成，是构筑生命根基的基本单位。

DNA 是一种极细的线状分子，整段都具有信息编码。它是如此之细，以至于将 182 厘米长的 DNA 缠绕在分子卷轴上才能得到一颗粒子。而这颗粒子也是如此之小，要将成千上万个粒子聚集在一起才有一个英文句号那么大，比本句结尾的句号还要小上两圈。当我们放大观察 DNA 分子时会发现，DNA 其实是螺旋链状结构的。你可以将 DNA 想象为一条长长的、不时中断的信息链，或者是一本由四个字母或化学单位写成的书。这些化学单位也就是构成 DNA 的碱基，被称为 A（腺嘌呤），C（胞嘧啶），G（鸟嘌呤）和 T（胸腺嘧啶），它们一个接着一个联结在一起，构成了细长的链状分子——染色体。

人体大约有 40 万亿个细胞，23 对染色体，每个细胞中全部的 DNA 分子连接起来大约有 182 厘米长。在这些 DNA 中，有超过 60 亿个碱基构成了人类基因组。人体的染色体对一半来自父亲，一半来自母亲。构成生命的基本单位——基因——就间隔分布在 DNA 链中。在 DNA 链中，没有明显的物理差异可以使我们将一个基因与另一个基因区分开，但基因在 DNA 中是间隔排布的。这就像英文句子用大写字母和标点符号来标记一句话的开始和结束一样。从外部来看，书的所有页面看起来都是相同的，但是一旦你翻开书，了解到书的行文和页面布局之后，每一章节的开始和结束对你来说就很清楚了。DNA 上的基因排布也是如此，如果放大来观察，我们就会发现，表面上看起来无差别的 DNA，其上面的基因间隔和排布其实是各不相同的。

基因是能够建构出多种不同功能的生命基本单位。如果你的身体是辆汽车，那么基因就好比是成千上万个零部件，它们相互之间协同合作才将能源（汽油或是电力）转化成动能。在"汽车"的生产制造过程中，一些基因解码成了椅子，而另一些基因则解码成了轮毂和轮胎。不同基因之间相互组合作用，建构出了相似却又各异的功能，如分别解码成方向盘或轮胎等，它们共同完成了生命这辆"汽车"的基本架构。

"解码"这个词对理解基因的作用至关重要。基因在我们的细胞中并不会移动，它们更像是一个规划蓝图，一个构造身体部位的模子。我们的身体由数万亿个细胞构成，而细胞就像一个个充满构筑材料的气球，又像是一个个向身体输入构筑材料的微型工厂，通过将材料输送上生产线，最终输出各式各样的产品和边角废料。

如果将身体比喻成一部汽车，那么构筑座椅、方向盘这样部位的就是蛋白质。蛋白质是许多小分子结构脱水缩合，盘曲折叠形成的有一定空间结构的高分子化合物。生产工厂的主要工作是拆分与合成不同的生物分子。总的来讲，每个基因会解码成一个蛋白质，而这些蛋白质就是构成人体骨骼、皮肤、头发和其他组织的基本单位，而这些基本单位又进一步构成了整个人体。

人类基因组中含有的基因数以万计，但是人类的大多数基因和鸡、鱼的基因都很类似，甚至和植物的基因都十分类似。实际上，从进化的角度来讲，所有的生命形式都是相关的，动植物基因解码出来的生物分子构成了我们饮食的原材料。我们从饮食中获得这些原材料来维持成长和发展，这些材料不断维护、修复和更新着我们的细胞和组织。我们也从饮食中获得能量来活动、思考和呼吸，通过循环系统来运送血液和营养，实现许多其他的生命基本功能。

基因让分子工厂从食物中获取原材料，并将这些材料转化成能量，从而使我们的整个身体能够正常运转。当我们进食时，实际上是在以适合自己的方式重新"组织安排"这些材料，但这些材料的本质没有变，还是身体的基本构筑成分和能量来源。所以，从这个角度讲，谚语"人如其食"有其合理之处。

对你的食物而言也是如此：它们的性质特点也取决于它们的食物。人们都知道三文鱼和其他冷水鱼含有丰富的健康 Ω 脂肪酸。这些 Ω 脂肪酸并不是鱼类自己合成的，而是来自于它们赖以为生的微型浮游生物。微型浮游生物被大一些的浮游生物所捕食，大一些的浮游生物又进入了鱼类的食物链，而鱼类又被端上人类的餐桌。

mindspan elite

心智长寿达人

指那些对认知衰退有较好免疫力，认知能力得到了最大限度发展的人。

THE MINDSPAN DIET

所以，我们不仅是"人如其食"，在一定程度上决定我们身体性质和特点的食物可以沿着食物链一直往下追溯，直到最底端的植物和其他从太阳那里直接获取能量的有机物。由于饮食结构会因人而异，食物对健康的影响也有很大的不同。世界上的心智长寿达人有着丰富的饮食习惯，并且他们相信饮食是影响身心健康的首要因素。老一辈的冲绳人就认为健康的食物是生命之药。

环境影响基因表达

卡尔芒夫人的例子告诉我们，遗传因素对人类的寿命产生着重要却有限的影响。除遗传因素之外，其他因素对我们的身心健康也起着很大的作用。那么像饮食和生活习惯这样的可控因素到底有多重要呢？不需要多做对比，看一看日本、希腊和意大利的例子，我们就可以得到答案。这些国家的饮食传统让他们拥有大量的心智长寿达人，然而可悲的是，这些国家的饮食传统也正在被现代加工食物所取代。随之而来的则是在这些国家的大部分地区，身体肥胖，患糖尿病、心脏病和神经退行性疾病的人口数也在大幅度上涨。但在一些没有被现代化侵扰的农村地区，老人们依然生活得健康长寿。

不久前，人们心中还存在一个传统观点，或者说是一个朴素的常识，即他们还坚信遗传因素是影响人类健康、疾病风险和寿命的首要确定因素，但其在人格和认知层面的影响并不那么重要。事实上，这一观点早已过时了。有研究发现，同卵双胞胎（基因完全相同）在人格和认知测验上的得分几乎完全相同，但他们的健康史却可能截然不同，这也让他们后半生的生活状态看起来完全不同。

我们有时会听到"你不能选择你的父母"这样的老话，实际上，这句话的意思是你不能选择自己的基因。尽管这是事实，至少到现在还不能选

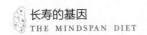
择，但是我们可以改变基因的表达，我们控制基因表达的能力一直在提升，诸如饮食中的营养物质这样的环境因素就能够影响基因的表达。通过掌握生活方式、饮食、药物、营养补充剂以及其他一些治疗的关键信息，我们就能够在很大程度上控制自身特定基因的表达。

基因 + 环境 = 性状

基因的表达在不同层面、不同渠道都可以被调节，包括被其他一些基因所调节。当一个基因开启时，细胞中就会生成信使，在被输送到具体位置之前，这些信使会被运送到其他部位加工和转录成蛋白质。

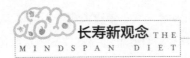

长寿新观念 THE
MINDSPAN DIET

包括健康、疾病和心智寿命水平在内的性状是遗传和环境因素共同作用的结果。环境因素可以分为不同的层次。一个给定的基因环境受许多因素的影响，包括饮食、营养补充剂、药物以及其他基因的产物。影响心智发展的关键性基因会受到饮食因素的控制和影响。所以，基因不是宿命，请记住下面的公式。

基因 + 环境 = 性状

在能够安全无虞地升级基因的那天到来之前，我们可以将关注点放到当前可以控制和影响的环境因素上，长达千余年的心智长寿达人健康史已向我们证实了环境因素对人类身心健康的重大影响。

基因一经开启，基因表达的每个阶段都可以通过开关和控制键调节。信使可以被转录，也可以被破坏。例如，我们可以放缓或暂停信使的转录过程。

肠道里的 100 万亿微生物

另一个可以调整基因表达和人体健康的饮食方式是，在肠道内营造一个有 100 万亿微生物的环境（肠道内数百万亿的微生物又被称作"肠道菌群"）。肠道菌群由数百种单细胞微生物构成，这些微生物在完全依托肠道内的营养物质得以存活的同时，又给人体带来了多种健康益处，如合成人体自身无法合成的维生素（如维生素 B_{12}）。然而，对这些微生物有益的因素对人体健康未必有益，如一些微生物依赖特定的食物存活，所以，它们会采取一些方法按照自己的需求来调整我们的胃口，而这样的调整未必有利于人体健康。肠道菌群对身心健康有着重要的作用，它们的小把戏非常发达和有效，而人类对它们活动的探索才刚刚开始。微生物对我们的健康和寿命有着十分重要的影响，在后面章节中，我将详细论述这一点。

食物，提供能量的宏量营养元素

要理解饮食对基因和生命的调节作用，我们需要考虑食物中含量最丰富的成分：宏量营养元素。

食物中的宏量营养元素为我们提供了生命活动的能量。我们常听到的脂肪、碳水化合物和蛋白质都属于宏量营养元素，除此之外，还有一些其他元素也为我们的身体健康打下了坚实稳定的基础，包括了酒精、有机酸和短链脂肪酸。这些宏量营养元素中的一部分来源于食物，还有一些是由肠道中的微生物分解发酵碳水化合物得到的。可发酵的碳水化合物一般包括纤维、抗性淀粉以及其他一些没被消化的碳水化合物。由于大多数心智长寿达人的饮食中关注的都是日常饮食，饮食中的宏量营养元素与基因的相互作用，因此，我们有必要按类别仔细分析了解一下这些宏量营养元素。

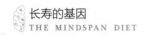
碳水化合物

碳水化合物要么是单糖结构，要么是由多个单糖通过糖苷键连接合成的链状结构。葡萄糖就是一种常见的单糖，存在于多种食物当中。谷物、水果和蔬菜中都含有丰富的葡萄糖。另一种常见的单糖是果糖，多见于水果和浆果之中。单糖的单环结构可以连接在一起，组成不同长度的链状结构。不管这些链状结构有多长，实际上它们的分子结构都很小。还记得细长的DNA结构吗？与DNA相比，碳水化合物链要短细得多。人类的一根头发约有一个碳水化合物分子的50万倍粗。

由两三个糖苷键构成的多糖味道很好，这也是我们日常食用的糖类，虽然名为多糖，但其分子结构仍比较短小。由一个糖苷键连接两个单糖形成的碳水化合物为双糖，最常见的双糖是蔗糖，也被称为食用糖或白砂糖。另一种常见的双糖是乳糖，是牛奶中的糖类的主要成分。所有含淀粉类食物，包括玉米、土豆、小麦和大米淀粉中的糖类都是由许多单糖连接起来组成的多糖。连接单糖的糖苷键让淀粉成了结构复杂的碳水化合物，消化这些淀粉需要特定的消化酶。特定的消化酶识别出特定结构的淀粉后，会水解起连接作用的糖苷键，将多糖分解为单糖，只有单糖才能够穿过肠壁，进入人体的血液循环系统，最终被人体吸收。

肠道中的消化酶要水解多糖中的糖苷键需要耗费一定的时间。正因如此，结构比较复杂的碳水化合物对人体血糖的影响更小。单糖是吸收速度最快的碳水化合物，因为它们不需要消化酶的分解就能够直接被人体吸收。因此，对于老年人来说，摄入单糖有着很大的健康风险，这也是专家用血糖指数评价食物是否健康的一个重要原因。

每克碳水化合物中大约含有4卡路里的热量。一茶匙 ① 的白糖大约重

---

① 一种容量度量单位，不同国家对茶匙的标准并不一样，通常情况下约为5 mL。——编者注

3 ~ 3.5 g，含有 12 ~ 14 卡路里的热量。满满一茶匙的白糖重量会超过 5 g。在进食时，不妨可以用这种方式粗略估计一下自己摄入了多少热量。

脂肪

同大多数碳水化合物和蛋白质一样，脂肪也是由小分子组成的链状结构。脂肪有许多不同的变式，对人类的健康有着不同的作用。单链脂肪存在于食物与血液当中，也就是通常所说的游离脂肪酸。绝大部分膳食脂肪由甘油三酯（也被称为三酰甘油）组成。甘油三酯是由 3 分子长链脂肪酸和甘油形成的脂肪分子。根据与甘油进行合成的长链脂肪酸的不同类型，脂肪也可以分成不同的种类。

以汽车为例，我们的身体以膳食脂肪为能量来源，但是你知道吗？身体这辆车也可以用食用油作为能量来源，这和汽车使用汽油的原理十分相似。汽油从石油原油中被提取出来，继而被转换成能够为汽车发动机提供能量的形式，而石油则是由古代生物经过数百万年漫长的物化反应形成的。同汽车发动机从汽油中获取能量一样，人体内的细胞也是以相似的方式从脂肪中获取身体活动所需能量的，相比较来讲，细胞的转换工作更加有序和规范。

膳食脂肪主要分为四大类：饱和脂肪酸、单不饱和脂肪酸、多不饱和脂肪酸和反式脂肪酸。根据脂肪酸链的长短和分子间连接的类型，这四大类别又可以进一步细分。同时，这两个特点也决定了脂肪酸的特点。饱和度指的是脂肪链中是否含有双键（双键是两个碳原子间以两个共用电子对构成的重键）。饱和脂肪酸没有双键，单不饱和脂肪酸有一个双键，多不饱和脂肪酸有多个双键。多不饱和脂肪酸 Ω-3（α-亚麻酸）和 Ω-6（亚油酸）就是按照其中双键位置的不同而做出的区分。

反式脂肪酸中的双键让脂肪链形成了弯曲的形状，主要存在于奶制品等食物中，但含量较少。人工反式脂肪酸是在不饱和脂肪酸中加入金属催化剂加热得到的，这一过程又被称为氢化作用。在加热过程中，不饱和脂肪酸被全部氢化改性，或部分氢化改性形成反式脂肪酸。科学研究表明，天然反式脂肪酸对人体健康无害，而结构不同的人工反式脂肪酸却是危害人体健康的重要因素。

严格来说，酮体不是一种脂肪，它们是由肝脏生成的一种小化合物，在新陈代谢过程中为人体组织提供能量。酮体为我们提供的能量只占日常膳食能量的一小部分，并且主要来自于肉类和乳制品。当人体碳水化合物供给不足时，体内会产生大量酮体。在这种情况下，酮体可用作维系人体生命活动的主要能量来源。这也是高脂肪饮食有时被人们称作生酮饮食的原因。

蛋白质

在热量和链状结构上，蛋白质和碳水化合物相似。但蛋白质是由 20 多种不同类型的氨基酸按不同比例组合而成的生物大分子。尽管氨基酸各不相同，但是它们都有一个共同特质：每个氨基酸都有两个化学基团，这使得它们能够和任何两个氨基酸连接在一起，形成不同长度的线性链状分子结构。这些蛋白质链能够折叠或螺旋成无数复杂的空间结构，这些复杂结构决定了蛋白质的关键特性。

在 20 种基本氨基酸中，我们的身体只能够合成其中的 8 种，其余的 12 种要靠饮食获取，也就是饮食中的动植物成分。由于饮食中的动植物原料有着不同的生理特点和需求，生长在不同的环境中，它们也是由不同量比的氨基酸构成的。这也是为什么有些人高度关注食物搭配的原因，比如豆类搭配大米能够帮助人们获得人体所需的全部氨基酸。

有机化合物和 X 因素能源

尽管脂肪、碳水化合物和蛋白质是机体重要的能量来源，但我们也会从其他的化合物中摄取能量。这些化合物通常不会出现在食物金字塔中，也不会出现在食品的营养标签中。有两种被人们忽视的能量来源，即有机化合物和 X 因素。X 因素是微生物新陈代谢（发酵）后的最终产物，即 X 因素是这些微生物生命活动中产生的垃圾。X 因素不仅是人体的能量来源，对我们的主要身体功能和心智寿命也有着至关重要的意义。

有机酸／有机化合物　你也许听说过一些我们食物中常见的有机物，其中一大主类就是弱有机酸。柠檬酸就是其中一种，它使得柑橘类水果有着独特的柠檬酸味。另一种常见的弱有机酸是苹果酸，苹果酸也是让苹果有着与众不同的果香和口味的主要因素。

短链脂肪酸，X 因素能源　一些分子链非常短的脂肪酸也能够为机体提供能量，它们被统称为短链脂肪酸。尽管它们是脂肪，却有着和其他脂肪截然不同的特质。首先就表现在这些短链脂肪酸是微生物新陈代谢（发酵）的结果。我们饮食中的重要短链脂肪酸包括乳酸、乙酸、丁酸和丙酸。乳酸是酸奶、酸味奶油、酵母面包、黄油和大多数乳酪的酸味来源。丁酸则是老式黄油风味独特的原因。而任何一个家庭都不会对乙酸感到陌生，因为它有个更常见的名字：醋。

酒精，X 因素能源　对许多人来说，能量的另一个来源是酒精，也称之为乙醇，是酵母发酵的产物。每克乙醇大约含有 7 卡路里的热量。白酒中的乙醇含量大约为 9% ~ 14%，啤酒中的乙醇含量大约为 3.5% ~ 6%。在许多国家，个体每日摄入的乙醇能够为他们提供 8% ~ 10% 的能量。大多数乙醇是由淀粉或糖类通过酵母发酵产生的。

我们食物中的柠檬酸、苹果酸和乳酸含量较少却十分重要。每克柠檬酸大约含有 3.5 卡路里的热量。170 g 的橘子中大约有 2 ~ 2.5 g 的柠檬酸，8 卡路里的热量，而这相当于这些橘子所含热量的 10%。一杯 230 g 的低脂原味酸奶中大约含有 2.3 ~ 2.7 g 乳酸，能够提供 10 卡路里的热量，大约占这些酸奶所含热量的 7%。在日常饮食中，醋同样可以提供少量卡路里。而醋和其他 X 因素能源对身体所起的作用同它们的强力气味类似，很少的量就会起很大的作用。

不可分解的化合物：纤维

在一些碳水化合物中，分子间含有特殊的连接结构，使得它们不能被我们胃肠道中的酶所消化，这些不能被分解消化的碳水化合物就是纤维。

纤维在日常生活中很常见，不只存在于食物当中。树木的主要部分也是由纤维素和半纤维素这样的糖类组成的，纸张和棉布也是如此。听起来也许你会感到奇怪，但如果你居住在木屋之中，那么你的房子就是由纤维形式的糖类组成的。同样，如果你身穿棉布衣服，居住在木屋当中，那么你所穿所住的都是糖类！

纤维通常又可以分为可溶解纤维和不可溶解纤维，但这样的分类没有概括到关于纤维的重要特征：即纤维是否能被消化，是否能被肠道内的菌群分解发酵。尽管可被分解的纤维最终会被肠道内的酶分解为单糖，但这些单糖对人身体的作用却不同于膳食糖类和淀粉。实际上，可分解纤维同膳食糖类和淀粉的差别非常巨大，很难让人相信它们都是构成人体生命的基石。

一些科学家和大众饮食图书的作者声称，食物中的纤维不会产生任何热量，这种观点是错误的。事实上，低膳食纤维的西方食物也会通过分解发酵产生 6% ~ 10% 的热量，但这已经相当多了。纤维进入人体大肠下部就会被肠道菌群分解。肠道中的微生物会将纤维分解成单糖并消化吸收其中的大部分，剩下的则被大肠壁四周的细胞消化吸收了。

肠道菌群消化分解纤维的副产物主要是酒精和短链脂肪酸。这些酒精和短链脂肪酸通常不会被其他细菌吸收利用，但却能被结肠、结肠上的细胞以及大肠下部消化利用。部分发酵产物也会进入人体的血液系统，最终进入到肌肉、脂肪，甚至是胃肠道和肝脏当中。例如，丙酸能够改变肝脏的新陈代谢，是调节胆固醇的主要因素。这也解释了膳食纤维是如何调节人体内的"好"脂蛋白（高密度脂蛋白）和"坏"脂蛋白（低密度脂蛋白）的。

纤维的另一个重要特性是黏性。黏性是衡量纤维制成溶液的浓稠程度，以及纤维在网状矩阵中"吸附"食物能力的标准。例如，由于其中含有可发酵的 β - 葡聚糖纤维，大麦和燕麦都是有黏性，呈胶状的。这些谷物之所以具有降胆固醇的作用也是由于纤维能够粘住胆固醇，避免胆固醇再次被人体吸收。

其他一些纤维则不具有这样的黏性，甚至不被人们认为是纤维，如牛奶中的乳糖。许多人患有乳糖不耐症（也被称为乳糖酶缺乏症）。[①] 这些人不能消化乳糖，那乳糖去哪里了呢？如果你能猜出这些乳糖是进入了肠道下部，并由肠道内的菌群消化发酵了，那说明你已经掌握了身体运作的方式。其实，当我们还是婴儿的时候就有了消化乳糖的能力，但是一过了4 岁，有一些人就会失去消化乳糖的能力。

心智长寿达人的一大特点就是，他们会大量摄取可消化的碳水化合物，我会在后面的章节详细介绍。尽管仍然不确定相较于肠道菌群来说，我们的身体会消化掉多少食物，但我们却明白了纤维和发酵过程对人体健康十分重要的原因。在下一章中，我会继续介绍心智长寿达人的一些共同的饮食特点。

---

① 不能消化乳糖的人口比例因种族而异。在北欧和斯堪的纳维亚地区，患有乳糖不耐症的人数不到总人口的 5%，而在亚洲，不能消化乳糖的人在总人口中的比例甚至超过了 95%。

心智长寿达人的饮食特点

如果银河系最长寿的外星人给我们发来一则编码信息，

详述了发展心智的饮食方法，你认为这则信息会是什么？

THE

MINDSPAN

DIET

关于本章首的问题，你有什么好的想法吗？外星人是会推荐低碳水化合物、富含 Ω-3 多不饱和脂肪酸的食物？或者是原始穴居人饮食法？还是些我们无法理解的，满是营养粉和胶囊的食谱？

事实上，我们已经收到了这样的信息，而且收到的信息不止一条。这些信息来自遥远的星际内的异域，如那霸、尼科亚、普罗旺斯—阿尔卑斯—蓝色海岸大区和利古里亚。地理学家们会发现隐藏在这个问题中的花招：发送这样信息的地点并不在遥远的外星球，而是就位于我们生活的地球之上。但根据地球的一般标准，这些地点似乎又处于另一个星系，如那霸是位于日本最南端的冲绳县的首府；尼科亚是哥斯达黎加尼科亚半岛上的城市；而地中海沿岸的法国蓝岸和同样位于地中海地区的意大利古里亚地区毗邻，它们被合称为地中海里维埃拉地区。

这些区域在地域上分布广泛，文化上丰富多样，也是我们所说的人口心智长寿区域。生活在这些区域的人们通常身体健康长寿，心智寿命得到了充分的发展。尽管每一个地方的居民都有其独特的生活和饮食方式，但他们在饮食结构上的共同特点对促进身心健康发展有着十分重要的意义。最重要的是，这些共同特点是处于心智发展波谱上另一端的人（身体不健康，心智没有得到充分发展的人）所不具备的。

在杂志上、推销膳食营养品的电视购物节目和大众饮食图书上，我们常常能看到个体减肥前后对比强烈的照片。或者，你也许读过最新时尚饮食所声称的高效减肥功效，它们用高半胱氨酸、胆固醇这样经过选择的血液生物标记物来标榜自己的功效。但所有这些声称十分有效的方法都缺少长期的研究统计数据支持，这也印证了心智长寿达人十分珍贵和重要的原因：他们反映的是数十亿人长期"实验"的真实研究结果。

生理寿命和心智寿命

生理寿命可以用多种方式测量。最常见的是当前预期寿命以及出生时的平均预期寿命。早年的死亡率会影响预期寿命，使数值出现偏差。预期寿命也可以在特定年龄段进行测量和预估。例如，60 岁时的平均预期寿命或 80 岁时的平均预期寿命。我个人比较认同后一种测量方式，因为这种测量方式能够预估某一地区的老人在年龄基线上还可以再活多少年。

不管测量方式如何，法国、意大利、冰岛、芬兰、丹麦、挪威、荷兰、瑞典、日本、泰国、新加坡和哥斯达黎加都是全球人口最长寿的国家。历史上，这些国家的人口肥胖率一直低于美国，你可能对此并不以为意，但若你知道美国人口寿命在世界范围内一直处于中等水平，并且有着最高的肥胖率时，这些国家的意义就凸显出来了。欧洲南部其他一些人口长寿的地方包括西班牙国内的一些特定地区，以及圣马力诺、安道尔和摩洛哥等一些较小的国家。

尽管长寿是上述这些国家人口的共同特点，但国家与国家之间又有着很大的差异。在对这些国家进行研究时，研究人员发现，随着寿命的延长，人们心智受损的风险也在不断上升。也就是说，随着年龄的增长，人们患上阿尔茨海默病和其他形式的神经退行性疾病的风险也在直线上升。芬兰、冰岛、美国、瑞典与荷兰等国家的人们普遍长寿，身体健康状态良好，但他们患上阿尔茨海默病的风险却是最高的，这些国家中阿尔茨海默病的致死率也高居世界前列。

而在其他一些国家中，人们不仅健康长寿，晚年时的心智能力也运转良好。在这些国家中，表现最好的是日本，很少有国家能够与之相媲美，法国、意大利紧随其后。但在这些人口心智寿命得到充分发展的国家里，也有最中之最，即心智能力得到最优发展的心智长寿达人。接下来，我们就一起浏览一下心智发展波谱，分别了解一下心智长寿达人和心智未得到充分发展地区人口的特点。

人口心智寿命充分发展的国家和地区

日本 日本人寿命之长举世闻名。日本人不仅寿命长，神经退行性疾病发病率也很低。相比于欧美这样的发达国家，日本受神经退行性疾病折磨的人群一直以来都很少。日本人较低的肥胖率是其高寿的原因之一。2008 年，日本政府通过立法来应对国人的肥胖问题。在这之前，日本全国整体的肥胖率在所有的发达国家中也是最低的。与美国近 40% 的人口肥胖率相比，日本人口的肥胖率还不到 5%。在日本，女性要比男性更加健康长寿，日本女性的平均寿命要比男性长六到七年。

地中海沿岸的法国和意大利 生活在地中海沿岸的法国、意大利以及两国边界地区的人们拥有仅次于日本人的寿命长度，在欧洲居首位。这一区域百岁及以上老人的比例仅次于日本。整体来说，欧洲南部人口神经退行性疾病的发病率显著低于欧洲北部。地中海里维埃拉地区（意大利利古里亚大区和法国普罗旺斯—阿尔卑斯—蓝色海岸大区）居民的神经退行性疾病发病率更低。撒丁岛作为横跨利古里亚海（地中海的一部分）的意大利岛屿，其内陆山区是《国家地理》杂志评选出的世界五大长寿区之一（即所谓的蓝色地带）。

西班牙　西班牙一些地区的百岁及以上的人口数几乎和地中海里维埃拉地区一样多，但其人口神经退行性疾病的发病率却远低于欧洲。西班牙国内最长寿的人口相对集中在一片区域，这片区域起于马德里的东北部，并向西北延伸直至葡萄牙北部和西部海岸。

关注健康的素食主义者和鱼素主义者　基督复临安息日会（SDA）的教友通常很少吃红肉，他们的寿命也比一般人要长。在美国，基督复临安息日会教友中的素食主义者和鱼素主义者（吃鱼肉，但不吃任何红肉和家禽肉类）与吃红肉的同龄人相比，患上神经退行性疾病的风险更低。目前来讲，基督复临安息日会教友是被研究得最多、关注也最为充分的健康人群。我想，学者对基督复临安息日会教友的研究结果也适用于所有注重健康的素食主义者和鱼素主义者，在稍后的章节中我将对此进行详细讨论。

潜在人口心智寿命较长的国家

柬埔寨、哥斯达黎加（尼科亚）、哥伦比亚、希腊（伊卡利亚岛和克里特岛）、巴拿马、新加坡和泰国　上述这些地区人口的寿命普遍很高，也还有一些著名的长寿地区，但是关于这些地区人口神经退行性疾病的研究并不多，我们不能确定这些国家人口的心智发展状态。总体来说，发展中国家神经退行性疾病的发病率要显著低于发达国家，尤其是那些心智寿命发展受到阻碍的发达国家。一些初步研究已经表明，东亚和拉丁美洲地区的人们患上神经退行性疾病的风险也很低。

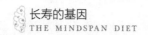

人口心智寿命未得到充分发展的国家和地区

芬兰、冰岛、美国、瑞典、荷兰、北欧和英国　不幸的是，生活在这些国家和地区的人们的阿尔茨海默病发病率和死亡率都居世界前列。

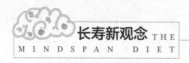

长寿新观念 THE
MINDSPAN DIET

法国阿尔勒镇是珍妮·卡尔芒出生和成长的地方。卡尔芒夫人是迄今为止世界上最长寿的人，她活了 122 岁又 164 天，这是历史上可知的人类的最长寿命！

从地理上讲，利古里亚是意大利境内最小的一块区域。但在这最小的一块区域中却拥有数量众多的百岁及以上的老人。

目前，意大利有七位百岁以上的老人，而皮埃蒙特地区就拥有两位，其中之一是 116 岁的老人艾玛·莫拉诺（Emma Morano），她是当前欧洲最长寿的人，也是世界第二长寿的人。现在艾玛还是自己一个人住、自己做饭。她每日的食谱上写着：午餐通心粉、鸡蛋和一些自制白兰地。

不论在任何年龄段，日本人都有着世界上最长的平均预期寿命。此外，日本百岁及以上老人的比例也位居世界首位。

除撒丁岛外，发达国家的女性寿命普遍要长于男性。在百岁及以上的老人中，女性也占了绝大部分。在撒丁岛的百岁老人中，男性所占的比例要高于其他国家。努奥罗省和奥利亚斯特拉省的人口不仅寿命长，居撒丁岛之首，这两个省中的百岁老人中的男女比例也大致相同。

相似的饮食习惯，相异的饮食

毋庸置疑，饮食在人类的身体健康长寿和心智寿命发展中起着至关重要的作用。在过去二三十年间，不少国家的超市货架上都摆上了来自世界各地的各种食品。但对出生于 20 世纪的大多数人来说，他们还是保持着传统的饮食习惯，尽量吃本地生产的食品。年长的人坚持传统的饮食习惯，拒绝变更自己的食谱。像日本、法国和意大利这样保持传统饮食的地方不仅因其备受追捧的饮食而闻名全球，学者对这些国家居民饮食习惯的追踪和深入研究也已经进行了数十年之久。目前，我们已经掌握了一般寿命的人、心智寿命得到充分发展的人和心智寿命过早衰退的人偏好的食物口味和日常饮食习惯。研究发现，近地中海欧亚地区的心智长寿达人的饮食习惯有很大的差别，表现在口味、香气和食材等方面。没有哪两个国家比日本和法国之间的差异更能说明这个问题了。

欧洲国家中，法国人摄入的脂肪最多，摄入的酒精、乳酪和黄油也远高于平均水平。与人们的一般看法不同，传统中位于地中海沿岸的法国人并没有大量摄入鱼肉的习惯，这主要是由于地中海并不出产丰富的鱼类和海产品。而日本却以其鱼类食品（主要是寿司和生鱼片）而闻名于世。传统生活中日本人会大量进食鱼类和其他海产品（在第二部分我将对此进行详细介绍）。法国人会摄入大量蔬菜和适量水果，而蔬菜和水果在日本人的食谱上只占很小一部分，而实际吃的就更少了。此外，日本人摄入的脂肪也很少，他们只食用少量的肉类和奶制品。日本人会饮用大量绿茶（法国人则相反），但他们的饮酒量远低于法国人。

尽管日本居民和法国居民的饮食有诸多不同，但这两个国家的饮食习惯都有一些关键的相同点。这两个国家居民的肥胖率和患病率都很低。以发达国家人口最大的致命杀手心脏病来说，法国居民的心脏病发病率为全世界最低，日本紧随其后，稍高出法国一点。所以，是什么因素促使这两

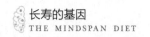

个国家的人体态匀称、身体健康、心智清明的呢？

当我们超越这些不同，就能够看到这两个国家心智长寿达人饮食习惯的核心相同点。地中海里维埃拉地区居民的饮食习惯和日本（也包括其他一些亚洲长寿国家）居民饮食习惯的相似性甚至高于该地区和欧洲其他地区的相似性。

心智长寿达人饮食的核心特点

◆ 少红肉，少糖。

◆ 少液态奶（适量的乳酪、黄油和酸奶油）。

◆ 适量或稍多一些的鱼类和海产品，通常来讲，不建议油炸食用。

◆ 多豆类。

◆ 不同地区人们的脂肪摄入量有很大差别，但要是摄入很多的话，通常首选单不饱和脂肪酸。

◆ 不同地区人们的酒精摄入量也有很大差别，但心智长寿达人在日常饮食中都会饮酒。

◆ 在吃饭时摄入丰富的膳食植物化学物质，如多酚和单宁。这些化学物质存在于水果、蔬菜、红酒和茶（包括草药茶，如薄荷和洋甘菊）中。

◆ 多发酵、腌制和贮存类食物，如醋和鱼干（主要是日本的鲣鱼和地中海里维埃拉出产的鳕鱼）。

◆ 多绿叶蔬菜和香草调料。地中海区居民饮食的关键特征就是使用丰富的绿叶和草本食物，包括瑞士甜菜、琉璃苣、莴苣叶、马齿苋、罗勒、百里香和牛至等。日本饮食中则普遍含有大量海蔬菜（如紫菜和海带等）。

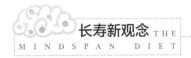

通过整合心智长寿达人的饮食特点，现在，你就可以行动起来制定属于自己的饮食方案了，这会使你的饮食习惯更加健康。

少吃红肉　与人口心智寿命发展不理想的国家相比，在过去的半个多世纪中，日本人吃掉的红肉只有这些国家的 1/3 ~ 1/2。如果你平时进食大量的红肉，可以慢慢用一半量的鱼类或豆类去替代。

避免摄入过多糖分　心智长寿达人并不是不吃糖，而是他们摄入的糖分要比心智受损的人少 35% ~ 40%。日常大量进食砂糖、软饮料、含糖果汁、糖块、蛋糕、松饼和甜甜圈会让人们出现肥胖、认知能力下降等问题。很明显，摄入糖分过多会加速身体和大脑的老化。

吃饭时多喝茶、咖啡或红酒　具体原因我将在后文中详细说明。在这里，你需要立刻明确的是，这些饮品必须搭配餐食饮用，只有这样，这些饮品才能发挥出最大效果。大多数心智长寿达人都会在不同的餐饭中搭配其中一种或几种饮品。例如，日本人每顿饭都会喝绿茶。冲绳人不仅喝绿茶，还会喝茉莉花茶。意大利人则会更多地饮用咖啡和红酒，法国人三种都喝。在里维埃拉地区，人们喝的茶是意大利其他地区饮用量的两到三倍。绿茶、乌龙茶、茉莉花茶和红茶都是绝佳的茶类选择。我自己喝得最多的是绿茶，绿茶也是日本人的首选，当然，我也喝其他的茶。虽然某些草药茶，如甘菊，对身体健康也有一些积极的促进作用，但无咖啡因的茶无法产生与含咖啡因茶同样的积极效果。就咖啡而言，有无咖啡因的咖啡的健康效应区别并不大。

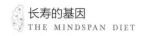
精制谷物有益健康

尽管"精制"在其他语境下是富有积极内涵的词语,含有品质较高之意,但用在食物上,"精制"传达的却是不健康的含意。在食物中,精制常常指加工过的包装食物。这样的食物常常不那么营养健康,因为精制加工过程毁坏了食物的原始状态,造成了食物中营养成分的流失。而具体到谷物食物时,情况则正好相反。精制谷物,也就是我们常说的细粮,至少对健康是有一些积极作用的。但由于这些细粮中含有的脂肪有好有坏,我们就需要了解哪些细粮对健康有益,而哪些没有。

全谷没有去除麸皮和胚芽,这听起来很不错。与全谷正好相反,精制谷物则经过了研磨和抛光的过程,这意味着谷物的麸皮和胚芽都被脱除了。这样做的优点是让精制谷物的质地更加光泽,保存时间更长(由于谷物中的脂肪含量减少了,精制谷物不易被氧化,因而不会产生腐臭的气味和味道)。但与此同时,这样的加工过程也去除了对健康有益的纤维和其他营养物质。①

了解了这些之后,大家可能会认为全谷更有益身体健康,其实并不然。商场里售卖的全谷饼干、松饼和面包其实是用精细研磨的面粉做成的,大量有益健康的营养元素在研磨加工过程中就流失了。更糟糕的是,这样的研磨加工过程加速了天然谷物油的氧化过程,在后几章中你会看到,这于健康而言十分有害。

这也帮助我们理解了心智长寿达人饮食中让人感到困惑不解的地方:心智长寿达人不仅会进食大量谷物,他们还会食用大量营养受到破坏的精制碳水化合物。在日本和亚洲其他长寿国家中,人们一直以来都以经过精加工的大米为主食,偶尔才会食用少量糙米。

---

① 大麦是个特例,去除麸皮和胚芽后,大麦的纤维仍然保留得很好。

在蓝岸大区、利古里亚、撒丁岛和地中海等其他心智长寿达人聚居区，人们每顿饭都会食用各种面包和面食，这些食物基本上都是用精制小麦粉制作的。这些面食不是作为辅食，而是心智长寿达人每一餐饮食的基础。事实上，不论是现在还是在历史上，意大利人的面粉消耗量都位居欧洲第一，同样位居第一的还有他们的百岁及以上老人的数量。通常来说，地中海里维埃拉地区的一份意大利面一般重 200 g。

通过研究饮食的表达方式我们也能了解到，谷物是心智长寿达人饮食的基石。日本人的餐食以大米为主，在日语中，表达"饭"的两个词"gohan"和"meshi"同样含有"餐食"的意思。在日语里，就餐即意指吃米饭。类似地，意大利文中表达"面食"意思的两个词"pasto"和"pasti"，分别是"餐食"的单复数形式。

心智长寿达人食用大量精制碳水化合物的事实并没有被刻意否定和隐藏，因为否定这一事实无疑会因为错的太过明显而被人们轻易识破。然而，同任何令人感到不舒服的事实一样，因为与根植在人们心中的健康教条相悖，精制碳水化合物有益身体健康这一事实被选择性地忽视与掩盖起来了。例如，在广泛被人们推崇的地中海和亚洲饮食金字塔中，谷物都是饮食结构的基石，但只有全谷被明确提及了。尽管众所周知亚洲人偏爱大米，但饮食金字塔则显示，亚洲人的饮食结构中包括了大米、面条、面包、玉米和其他全谷食物。

所以，你看透这个刻意掩盖事实的诡计了吗？这份饮食金字塔给我们列出了亚洲人经常食用的谷物名单以及其他全谷食物，这实际是在暗示饮食金字塔中列出的所有谷物都是全谷食物，然而健康的饮食结构远非如此。可悲的是，这些健康误区已成为了人们日常生活的实践。搜索亚洲和地中海地区的权威饮食指南，你就可以发现这样的误导信息随处可见。日常生活里，我们被告知地中海和亚洲地区心智长寿达人的饮食以全谷食物为基础，他们会避免食用精制谷物食品。舆论也在引导我们践行同样的饮食方式，将我们卷入到了这场有关健康的阴谋之中，但事实在推动着我们向前去理解事情的真相。

利古里亚和撒丁岛，两个地中海沿岸人口心智寿命得到充分发展的地区。这些地区居民的饮食和法国普罗旺斯—阿尔卑斯—蓝色海岸大区十分相似，不同的是，利古里亚和撒丁岛的居民会进食更多的意大利面食，并且他们食用的小麦都是经过精制加工的，也许和你家附近食杂店里售卖的意大利面食几乎没有差别（除了它们使用的小麦粉并没有添加过量的铁元素）。意大利面食和粗麦粉由硬粒小麦粉制作而成。尽管在做面包时，硬粒小麦粉会被研磨得很细，通常来讲，硬粒小麦粉还是由粗质淀粉颗粒组成的。里维埃拉地区居民有时会用混合面粉做意大利面食，如板栗粉或全麦粉，但绝大多数的意大利面食还是由100%硬粒小麦粉制作的。

利古里亚和撒丁岛的居民还会食用多种面包，这些面包大都是由精制面粉制作的。所有的意大利人都会食用精制面粉制作的佛卡夏面包，利古里亚居民对佛卡夏这种香草橄榄油面包尤为喜爱。在经典图书《里维埃拉风味：发现真正的地中海饮食》（*Flavors of the Riviera: Discovering Real Mediterranean Cooking*）中，科尔曼·安德鲁斯（Colman Andrews）将佛卡夏称为“利古里亚快餐”。

除了面粉，利古里亚和撒丁岛居民还会用粗粒小麦粉制作各种意大利面食、汤羹、蛋糕、糕点、饼干、布丁和面包，以及撒丁岛人最爱的扁平脆面包“carta di musica”（也即“sheet music”，意为“乐谱”，因为这种面包很像纸片，并且吃起来伴有“咔嚓”的脆响声）。另一种用粗粒面粉制作的扁平面包派备受撒丁岛牧羊人的喜爱，这些面包派经常陪伴牧羊人走过长长的回家路。希腊最长寿的人聚居在克利特岛和伊卡利亚岛，在传统饮食中，这些人仍然保持着进食白面包、粗粒小麦粉面包以及中东薄面皮的习惯（他们同样会进食大量土豆，这会提高他们的碳水化合物摄入量）。一些观点认为，粗粒小麦粉是未经精制加工过的面粉，这一错误的观念可能是让部分人认为地中海面包和意大利面食属于全谷食物的主要原因。

撒丁岛居民同样会用粗粒小麦粉制作发酵面包，对于几代撒丁岛人来说，发酵面包一直都是他们不可或缺的主食。大麦和大麦面包也同样是撒丁岛内陆山区居民主要的传统主食，这些山区正是撒丁岛真正的长寿之地。在 20 世纪中叶，撒丁岛传统饮食中的大部分膳食能源主要来自大麦和小麦，碳水化合物为那里的居民提供的膳食能量在 60% 左右。随着现代饮食文化逐步入侵撒丁岛内陆山区，粗粒小麦粉已经几乎完全取代了大麦在撒丁岛人饮食中的地位，并且撒丁岛饮食中来自碳水化合物的膳食能量也在不断下降，但总体水平保持在 50% 之上。

同粗粒小麦粉一样，许多人对大麦也不了解。最常见的大麦是珍珠大麦。同大米一样，珍珠大麦也经过加工去除了麸皮和胚芽。换句话说，珍珠大麦和大米一样都不是全谷食物，都是精制加工的食物。

在其他像意大利皮埃蒙特这样的心智长寿地区，个体的身心寿命和谷物之间的关系更加密切。比如，西班牙北部的长寿带和谷物带——卡斯蒂利亚 - 莱昂（Castilla y León，西班牙的谷物大多种植于此）大体重合。同他们的地中海邻居一样，农商数据表明，西班牙人食用的全谷面包比例不足全部面包的 10%，而这同样也与人们心中的一般信念相悖。

那心智长寿达人到底要摄入多少精制碳水化合物食物呢？ 1961 年，意大利人大约 45% 的膳食能量来自谷物，这其中，又有 90% 来自精制小麦粉制作的面包和意大利面食。目前，尽管相较于其他意大利人，利古里亚人会进食更多的意大利面食和其他谷物食物（利古里亚因意大利面食而闻名于世，对利古里亚居民来说，意大利面食是他们不可或缺的主食），精制谷物为意大利人提供的膳食能量已缓慢下降到32%。除了进食大量的精制碳水化合物之外，地中海地区居民还会进食大量橄榄油，这会给他们的饮食补充大量的酚类化合物及其他生物化学物。但除此之外，相较于它们所能提供的能量，橄榄油并没有给地中海地区居民的饮食带来多少营养价值。

日本人的饮食有大约半数的能量来自于谷物。精制加工谷物提供的膳食能量占到了食物总能量的40%。现在，冲绳居民摄入的60%的膳食能量来自于碳水化合物，比20世纪中叶的85%有所下降。我经常看到这样一个观点，即人们普遍认为冲绳居民进食紫薯的饮食习惯是他们健康长寿的主要原因。但事实是自20世纪50年代以来，紫薯为冲绳居民提供的膳食能量还不到3%，在60年代早期，这一数值还不到1%。在20世纪50年代的10年间，和其他日本人一样，冲绳居民渐渐开始更多地食用大米和面包。

这些心智长寿达人最有勇气、最让人们吃惊举动的是，他们有意忽视了世界营养大师的健康饮食建议。他们吃的谷物食物不是粗粮、全谷，也不是地球母亲馈赠的天然未加工的礼物。总的来说，心智长寿达人50%的膳食能量依然来自加工过的淀粉、油，以及那些被广泛认为的空热量食物，也就是维生素、矿物质等纤维含量较低、热量较高的食物。如果在饮食中加入些酒精和糖（通常也被认为是空热量食物）的话，这些食物为心智长寿达人提供的能量会提升到60%以上。在过去几十年间，这一数值还要更高，心智长寿达人将近70%的膳食能量来自于加工过的空热量食物。就算没有将日本饮食中极少量的水果蔬菜考虑进去，这样的饮食方式也是和日常生活中备受推崇的健康饮食习惯相左的。日本人饮食中的大部分食物都不是新鲜的，而是经过腌制加工的。

其他人口心智寿命得到充分发展的国家是怎样的呢？我们可以从哥斯达黎加、巴拿马和哥伦比亚所在的中南美洲地区来获取答案，这些国家也有着同样的饮食习惯：少红肉，多海产品，每日适量饮酒，充分摄入植物化学物质以及餐间咖啡和大量大米。和日本人一样，南美洲这些心智长寿达人每顿饭都要食用大米（包括早餐），大米是他们的第一膳食能量来源。他们将大米和其他富含碳水化合物的淀粉食物搭配食用，如豆类食物和油炸芭蕉。黑豆饭是一种将大米和豆子（通常是黑豆）混合在一起做成的美食，是哥斯达黎加特有的风味美食。虽然大米和豆子的比例变化多样，但黑豆饭还是以大米为主。

广泛流传的大众健康指南建议大家少吃空热量食物，多吃水果蔬菜。此外，目前几乎所有的饮食建议都把加工过的碳水化合物当作了危害人类健康的替罪羊。所以，就像这一章开始时我提醒过的那样，本章介绍的内容听起来很像外星人发来的信息，但我相信这些看起来不可思议的信息是有道理的。我个人也非常喜欢水果蔬菜和全谷食物，我只是按照事实的原貌一五一十地将这些信息报告了出来，并没有其他目的，也不会按照自己的意愿去曲解事实。这些事实也许会让你感到震惊，但这可能只是因为你之前接收到的信息都是对这些传统健康饮食习惯过分删减的结果。

那些保持着原有饮食习惯的心智长寿达人生活得更加健康长寿，这挑战了世俗对健康饮食的认知。而对于那些放弃了传统饮食习惯的人来说，尤其是那些已经遵循西化饮食方式的人，他们的健康表现并不尽如人意。心智长寿达人的高寿和认知能力的高质，为我们提供了充分的理由去怀疑如今普遍流行的对精制碳水化合物食物的谬见，让我们有充分的理由去放弃那些我们曾经确信无疑的健康指导。

尽管饮食对人体健康的巨大影响清楚明了，但仍然有一个对人体健康有重大影响的风险因素值得我们注意，即一个国家的富裕程度。这一结果可能令人有些吃惊，但基于同样年龄，生活在发展中国家的居民患上阿尔茨海默病和其他类型神经退行性疾病的风险要远小于富裕的发达国家。这

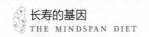

一现象有很多解释，但只有一个解释和所有证据都不矛盾，即饮食是造成这种差异的主要原因。

随着我们对这一问题讨论的深入，你会了解到许多心智长寿达人的饮食方案。在这一过程中，你可能会惊讶地发现，影响发达国家居民神经退行性疾病发病的风险因素不仅仅是快餐和垃圾食品，还包括那些所谓的健康食物。在下一章中，你会发现为什么这些食物对一些人，尤其是对年轻人有促进健康的作用，但长期食用这些食物却会损害年老者的身心健康。

身体在变，饮食也要变

人生的悲剧在于我们衰老得太早而又聪明得太晚。

——本杰明·富兰克林

THE

MINDSPAN

DIET

从小时候起，人与人之间就存在差异了。就性别而言，我们知道有男孩女孩之分，有男人女人之分。就身材来讲，我们知道有身材娇小和大块儿头之分，也有介于两者之间身材匀称的人。婴儿、儿童、成年人和老人之间就有着十分明显的差异。小时候，我们的皮肤光滑弹嫩，精力充沛，好像永远都不会疲惫，恢复力极强，还乐于把头发染成各种各样的颜色，乌黑油亮的秀发里不夹杂一根儿白发。

成长路上，虽然总会磕磕绊绊、跌跌撞撞，偶尔还会受伤流血，但我们总能迅速恢复。而长大却让我们的身心换了另一番样貌：我们虽不会再长高，但却变得强壮了，有时甚至还会朝着未曾预想到的方向发展：有的人会长出白发，而有的人还会脱发。而我们也不再像年轻时候那样能够迅速调整恢复了。

AP 规则，人类衰老的奥秘

从出生的那一刻起，人们就开始了为期一生的成长发展历程。随着人过中年，我们便开始衰老了。随着人们最重要的进化目标——繁殖能力的衰退，衰老就以一系列生理变化的形式展现出来了。换句话说，人过中年之后，我们渐渐失去了生育能力，便开始了衰老的过程。而现代医学的治疗手段可以帮助我们有效地掌控衰老的过程，随着生活环境和医疗服务的改善，人们正在逐步推迟衰老的年纪和速度。

当然，在步入后半生之时，许多成年人并未呈现出明显的衰老迹象，我们都认识些看起来比实际年龄小很多的人。尽管这些人中的一部分偶尔会显现出一些衰老的迹象，像是白发、皱纹、松弛的肌肉和不断下降的骨量，但大多数人依然生龙活虎、精力充沛。女性的衰老变化要比男性来得更加突然和明显。步入中年之后，女性的生理周期会变得紊乱无规律。更年期后，女性更是会发生绝经。而男性的衰老变化虽然和女性相类似，却更加平缓和渐进。睾酮和性激素脱氢表雄酮（DHEA）水平的下降是男性进入更年期的标志。

在过去的 60 年间，科学家对于衰老的研究有助于我们理解人类最重要的繁殖能力如何影响了人们的衰老节奏。从进化的角度看，生命的本质在于繁殖，它影响着基因塑造我们的方式。就算某一基因变异在人过中年之后会对其繁殖带来极大的消极影

antagonistic pleiotropy

AP 规则

在早期生命形式中，有助于繁殖的基因变异会得到进化的青睐，从而在进化中被保存下来。而在生育年龄后发生的基因变异，即使会对人类产生负面影响，也不会得到进化机制的注意。

THE MINDSPAN DIET

响，但只要它能够在生命初期促进人类的生殖繁衍，这一变异就会得到进化机制的选择和青睐。这种基因的双刃剑效应被称为拮抗基因多效性，即 AP 规则。

AP 规则是一个非常微妙的概念。如果你已理解了这一概念，恭喜你，在这一方面，你已经远远超过了许多知名生物医学专家。根据 AP 规则，我们会认为自然选择会筛选掉许多有害基因，所以只有那些很罕见的基因才是有害的，是会让我们生病的。但这样的判断只适用于人们在繁殖期结束前患上的疾病，而让人们产生老年退行性病变的基因未必罕见。事实上，

许多衰老基因极其普遍，有些甚至还发挥着主导作用。在老年学以外的生物科学中，认为衰老基因很罕见的谬见随处可见，这一谬见也是促使许多错误甚至危险的医疗和饮食建议广泛传播的主要原因。

除了 AP 规则外，还有一个规则能够帮助我们全面了解并优化人体的身心健康状态，我称这一规则为衰老同步性规则。科学家进行了大量科学研究来探索人类成长和衰老的生理过程。在培养皿中培植细胞，以蚯蚓、老鼠和人为研究对象的实验研究……大量类似的研究探索了随着年龄增长，人类机体和细胞功能的变化趋势。像血液循环、心脏和其他身体器官的功能、人体应激反应、大脑解剖结构和相关功能、DNA 损伤累积以及细胞构成成分等都是这些研究关注的要点。从这些研究中，我们能够清楚地看到，人体所有的结构和功能都在发展到达巅峰之后，开始缓慢下降，并且这些功能的下降过程几乎是同步的。也就是说，人体所有的结构和功能共享的是同一个发展"日程表"。当然，一些结构和功能的生命周期更长，发展变化过程和其他结构功能存在很大的差异。但是总的来说，人体所有结构功能的衰老节奏是同步的。自然选择作用于我们的基因，让所有的基因几乎同时发挥作用，以达到最佳的繁衍生殖效果，这就是衰老同步性规则背后的深层原因。

在繁衍生殖状态达到巅峰时，人们的身体就像是一台崭新的高性能汽车。而过了繁衍生殖状态的巅峰之后，衰老的迹象和表现就不那么容易感知了。开了好久的老旧汽车在正式报废之前，任何一个功能都可能会出岔子：发动机（心脏）罢工、电力系统（大脑和神经）失灵，最后甚至连传动装置都会慢慢停止运转。对于跑了上万公里，开了几十年的老旧汽车来说，它的功能和外表都不会和新车一样，因此也不值得为其换上新的发动机和传动装置。汽车的功能不是一下子全部失效的，但是基本上所有性能退化降低的时间节奏都差不多。与之相似，身体健康状况不佳的老年人也会同时备受多种疾病的折磨。

同样，和车一样，人体也是可以调整维护的。六七十年前生产的大部分汽车基本上都会被报废销毁，但由收藏者悉心保护珍藏的车辆却依然崭新如初，性能并不比公路上跑的新车差。同样地，对于百岁老人来说，除了拥有健康的基因外，他们的基因和环境互动良好，使得他们能够在年近百岁之时还能很好地照顾自己。基因和环境的互动对人类衰老变化过程的影响更大，尤其是会影响我们中年期过后的外貌和身体机能。所以，要想身心健康年轻，我们就有必要了解一些确切的保养知识。

在过去的几千年间，人体发生了翻天覆地的变化。我们逐渐将自己从过去的压力环境中解放了出来：绝大部分人不再需要每日饱受烈日灼晒和面对危险因素的威胁。现代食品安全法规、公共卫生条件和医疗技术水平的改善让我们免遭有毒物质和病菌的伤害。但随着人们年岁渐长，衰老同步性规则开始发挥作用，机体的各个部位都不约而同地呈现出衰老状态。例如，观察那些常年过度经受太阳暴晒人的皮肤，不难发现他们身体其他部位的老化现象也比较严重。此外，长期受到摧残和折磨也会让包括大脑在内的身体器官出现类似的衰老征兆。

人体同汽车一样，任何不健康因素都会影响整体生命的运转。如胆固醇水平过高就对人体健康有害，长远来看甚至会有致死的风险。相反，胆固醇水平偏低虽然很少见，但也有很大的健康风险。同样的道理也适用于血糖水平、染色体端粒（染色体末端结构，能够对染色体起到保护作用）等指标。

过高或过低的血糖水平，极长或极短的端粒都会威胁人体健康。虽然他人的健康水平每况愈下，但那些心智健康长寿达人常常不受疾病的侵扰。换句话说，对这些心智健康长寿的人来讲，他们的衰老过程不仅开始得晚，发展得也极为缓慢。那些有望年逾百岁的长寿老人可能要到同代人都已经离世之后，才开始显现出衰老的状态。

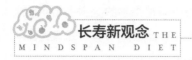

人们普遍认为独特的基因是百岁及百岁以上老人健康长寿、衰老缓慢的主要原因。而大多数专家则认为，基因对长寿的影响只占 20% ～ 35%，这也意味着环境对健康长寿的影响大约占到 65% ～ 80%。饮食就是对寿命起到重要影响的环境因素之一。

当日本人移居到其他国家时，他们的健康状况常常会出现直线下降的趋势。在美国居住的日本人中，那些有最高患病率（包括阿尔茨海默病和其他类型的神经退行性疾病）的人在饮食习惯上往往更接近西方人，他们的神经退行性疾病发病率与欧裔美国人也很接近。所以，不良的饮食习惯往往是我们身体不健康的罪魁祸首，但幸运的是，良好的饮食习惯也会让我们生活得更加健康。许多研究都已经证实，相较于一般人，坚持亚洲和地中海地区饮食习惯的人患病率更低。

不同的需求，不同的饮食

AP 规则解释了为什么一些基因现在对人体健康有益，而随着年纪的增长，这些基因反而会对健康造成负面影响。这一规则也可以帮助我们识别能够调节基因的饮食和其他环境因素。因此，AP 规则对于饮食、营养和身心健康长寿有着深远的影响，我们也可以通过 AP 规则来理解营养匮乏和营养过剩对健康的长期影响。

首先，我们来谈谈营养匮乏。一些人坚信大自然这个造物主对我们的身体进行了优化配置，我们的身体能够从自然食物中获得需要的所有营养元素，所以，如何从食物中获取充足营养就是我们要面对的全部问题。这种观念其实是犯了自然主义谬误。当然，我同意目前大多数人的饮食习惯都还可以做更多改善。但 AP 规则能够帮助我们理解为什么一些营养匮乏问题在我们年纪愈大的时候发生得愈加频繁。以补充维生素 B_{12} 为例，维生素 B_{12} 需要经过十分复杂的步骤才能被人体充分吸收。自然进化让人体具备了充分吸收维生素 B_{12} 的能力，但随着年岁渐长，机体的吸收能力不再像年轻时候一样高效，对其他营养元素的吸收也是如此。因此，随着年岁渐长，那些曾为年轻时候的我们提供充足营养元素的饮食可能并不能像以前那样发挥出充分的效用。

接下来，让我们讨论一下营养过剩。2000 多年前，卢克莱修（Lucretius）说过，"吾之美食，汝之鸩毒"。直到 20 世纪，人们才理解这句话中的"吾""汝"不仅仅可以是两个不同的人，也可以是同一个人人生的不同阶段（可能卢克莱修本人也并不理解）。

我们都知道，年轻人身强力壮，比年长者具有更强的抗压能力和抵御伤害的能力。但很少人了解的是，同样的饮食，在年轻的时候对我们有利，在年老的时候就可能对我们有害了。比如，补充一定剂量的营养元素会对 18 岁女孩的身体健康有益，但随着女孩长大衰老的过程，同样剂量的营养元素就可能会对她的身体起到消极作用。这或者是由于慢性压力的长期侵扰，或者是由于身体健康需求发生了颠覆性变化，也有可能是两项因素共同作用的结果。

对男性而言也是如此，消极因素的影响逐日累计最终会对人体造成巨大伤害。所以，尽早判断出影响身体长期健康的危险因素至关重要。事实上，保持身心健康的最佳方法就是跟随心智长寿达人的案例，我们可以根据其中的详细内容来设定自己心智寿命的发展进程。

生物标记物，身体健康的晴雨表

生物标记物是一些可以测量的指标，能够为我们提供有关身体状态的信息。把体温计放进嘴里，我们就可以得到体温这一生物标记物指标。一般的血液生物标记物包括胰岛素、血糖、胆固醇、甘油三酯、睾酮、雌激素、钠和钾电解质等。非血液生物标记物包括体脂含量、身高、体重、体重指数（BMI）、肺活量、肺部功能以及其他类似指标。一些生物标记物也可以是其他生物标记物的子类：如低密度脂蛋白（"坏"脂蛋白）和高密度脂蛋白（"好"脂蛋白）。

继续用前文的汽车类比。对于汽车来讲，它身上的生物标记物可以是燃油消耗量、机油量、里程数以及其他一些更为复杂的测量指标，如刹车片状况或轮胎磨损程度等。这些指标能够帮助汽车修理师判断、处理和预防汽车发生的状况，而生物标记物也能够帮助我们和我们的医生调整我们的身体状态，预防疾病的发生（参见附录 A，其中我提出了一些建议检测的生物标记物）。

当你明确掌握了对身心健康有着重要作用的生物标记物后，请将这几点记在心里。心智长寿达人的心智寿命得到了充分的发展，其中，日本女性的寿命最长，我们所有的生物标记物都可以和她们作对比，如果方便获取数据的话，最好从之前的生物标记物水平开始就同她们相比较。对于心智长寿达人当下的生物标记物来说，只有像饮食和身体运动这样的关键因素才具有参考价值。因为自开始成为心智长寿达人之时，他们的饮食和运动习惯等指标就没有发生过太大的变化。

生物标记物的用途十分广泛，而我们必须对其加以解释。例如，我们一定要谨慎对待那些声称能够延缓衰老，使我们重返年轻的治疗方案，因为这些治疗并不会让我们生活得健康长寿，反而会起到截然相反的作用。这种重获年轻的简化方案相当于让我们去过度地去晒荷尔蒙日光浴。年轻的时候，日晒皮肤看上去非常健康迷人，但长时间过度暴晒则会加速我们皮肤的老化，呈现出不健康的肌肤状态。

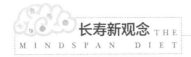

我们都知道人们的实际年龄（即通过日历来计算的年龄）和他们看上去的生理年龄（即用外貌和先进的生物标记物来测算的年龄）往往并不相符，其间的差异甚至会接近两倍。实际年龄和生理年龄的差异不仅是表面上的皮肤差异，那些生理年龄看起来很小的人通常也会生活得更加健康长寿。就连在双胞胎身上，我们也能看到这种差异。而实际年龄和生理年龄的差异可以通过生物标记物来测量，如染色体端粒的长度。

一些生物标记物通常是身体特定状态和过程的外在表现，并不会对人体健康和功能运转产生实质性影响。以白发为例，白发是老年状态的生物标记物，但它本身并不会影响人体的衰老过程。同样，把头发染成其他颜色会使人看上去健康年轻，但并不会让人真得年轻。但其他生物标记物，如染色体端粒长度（我们会在后面进行详细讨论）就不仅仅是标记物，它们还影响着人体的衰老进程和节奏。

心血管生物标记物

人体最重要且最常测量的两项心血管生物标记物是胆固醇和甘油三酯。如果这两项指标各自出现了提升，不必担心，这未必是身体不健康状态的预警信号。但除了这两项指标有所提升外，如果血铁含量也有提升的话，这就意味着我们的身体和心智存在着极大的健康风险，因为体内含量过高的血铁能够加速低密度脂蛋白的氧化过程。身体和血液中的铁元素含量十分复杂且很难测量，但我们可以通过测量相对常见的血红蛋白和血清铁蛋白（人体内铁元素的贮存库）来评估身体中的血铁含量。

人类身体中总会发生一些程度较低的氧化过程，因为我们需要这一过程来存活。正因如此，低密度脂蛋白提升是一件令人担忧的事情，因为在低密度脂蛋白提升过程中，身体中不可避免地会出现氧化低密度脂蛋白增多的现象。然而，当氧化电位很高时，中间密度的低密度脂蛋白也会更容易氧化，对于大脑和心脏来讲，高氧化和高低密度脂蛋白会带来致命性伤害。

许多不同领域的独立研究都表明，低密度脂蛋白有使人患上心脏病的可能，遗传学研究则证实了这种可能的确切性。比如，科学家发现基因PCSK9 的变体能够减少人体内低密度脂蛋白的含量，为心脏提供极强的保护（其中的一种变体能够将人体罹患心脏病的风险降低 80%）。其他基因的影响虽然没有这样明显，但这些影响是可以累计和协同作用的。

现在，我偶尔也会遇到认为胆固醇对人体无害的说法。这种说法相信胆固醇是所有细胞的天然组成成分，机体以可调整的方式生产胆固醇，所以胆固醇不会给人体带来健康风险。这一说法同样犯了自然主义谬误的错误，我们可以用 AP 规则来纠正人们对胆固醇的误解。尽管人类祖先进食的食物中含有大量的氧化低密度脂蛋白，这样的饮食也让他们在那个时代生活得健康年轻并得以繁衍，但时至今日，这种饮食对人生后半段健康的负面影响已被证实，而我们需要努力去避免这些负面影响。研究数据表明，低密度脂蛋白对心脏病的影响十分复杂，但其存在负面影响一事确定无疑。

对于高密度脂蛋白，我们却不能得出同样的结论。数十年来，无数研究发现，高密度脂蛋白含量越高，个体罹患心脏病的风险就越低。通过饮食和锻炼提高高密度脂蛋白的确会对人体健康产生积极意义，但临床试验却发现，用于提升高密度脂蛋白水平的药物并没有任何积极效果。同样地，一些参与到胆固醇代谢过程中的基因变异虽然能够提高高密度脂蛋白水平，但并没有降低人体罹患心脏病的风险。此外，尽管高密度脂蛋白是促进百岁及以上德系犹太人及其后代健康长寿的关键因素，但在其他人口中复制此联系的尝试并没有得到同样的积极效果。这些独立研究表明，高密度脂蛋白水平仅仅是反映人体健康长寿的指标，并不是影响心脏病的首要因素。尽管高密度脂蛋白对心血管健康有一定影响，但它也不像高密度脂蛋白和其他生物标记物那样重要。

寿命生物标记物

研究发现，有三种生物标记物能够有效预测男性的寿命，包括核心体温（越低越好）、血液中的胰岛素水平（越低越好）和脱氢表雄酮（对于中老年人而言，血液中脱氢表雄酮降低的速度越慢越好）。在动物实验中，研究者发现，这些生物标记物与动物限制热量的饮食有关，与饮食无限量供应的动物相比，食用限制热量饮食的动物活得更健康长久。

关于脱氢表雄酮的研究发现推动了脱氢表雄酮补充剂市场的兴起。科学家的研究结果很容易让人们解读成为，改变荷尔蒙水平，如服用脱氢表雄酮补充剂就能够让人们生活得健康长寿，但事实并非如此。服用营养补充剂只能够暂时改变人体血液中的荷尔蒙水平，但这并没有触及问题的本质。如脱氢表雄酮水平低也许并不是血液激素水平的问题，很可能是更为严重的肾上腺问题。

同样，人为降低体温也未必能对身体健康产生积极的推动作用。事实上，情况也许恰恰相反：人为升高体温反而有助于人们延年益寿。因此，试图人为改变生物标记物，改变那些与健康长寿息息相关的生物标记物的做法都是徒劳的，甚至还会起到适得其反的效果。然而，就像我之前提到的，一些生物标记物不仅仅是身体状态和功能的外在表现，它们在人类衰老过程中也起着至关重要的作用。

胰岛素就是这样的生物标记物。有多种方法和药物都可以降低人体的胰岛素水平。锻炼和良好的饮食习惯就是十分有效的方法，对代谢综合征（前驱糖尿病）有理想的治疗效果。二甲双胍是治疗 2 型糖尿病的首选药物，甚至对 1 型糖尿病（胰岛素依赖型糖尿病）也有一些治疗效果。在动物实验研究中研究者发现，二甲双胍是为数不多能够有效延长寿命的药物。二甲双胍对人体的作用效果比较复杂，但其主要功能就是降低肝脏产生的葡萄糖水平。

二甲双胍还能够增强人体对胰岛素的敏感性，促进肌肉和其他组织对血糖的吸收利用，显著降低空腹胰岛素水平。作为重要激素，胰岛素对调节血糖代谢有着十分重要的作用。此外，胰岛素也是其他更为重要的身体积极变化的反应指标。没有这些积极变化，大量降低胰岛素水平就会十分有害，甚至会让人体产生类似 1 型糖尿病的早期症状。在美国，许多老年病学者正在推动延缓衰老药物的一项临床实验，而他们选择的测验药物就是二甲双胍。

端粒

我们可以把人类的染色体想象成鞋带。如同鞋带尾端有塑料护套（保护箍）保护一样，染色体末端也有端粒——细胞染色体末端的特殊结构——的保护。在个体成长和发展过程中，每一次的细胞分裂在增加体重、替换受损细胞的同时，也会让染色体的端粒逐渐缩短。随着生命的成长和发展，一些细胞中的端粒大幅度缩短，这会让这些细胞中的染色体受到损害，进而增加人们罹患多种疾病的风险，包括癌症、心脏病和神经退行性疾病等。

端粒长度与生命的长短相关。长度长、性状稳定的端粒是人体健康长寿的有效预测变量。[①] 随着年龄的增长，端粒会受损并逐渐变短。最终，

---

① 一般来讲，端粒长度与人体寿命成正比。但是太长的端粒同样带来健康问题，如过长的端粒与高患癌风险呈正相关。

当端粒缩短至关键长度后，它们所在的细胞就会停止正常的功能运转，染色体的状态也不再稳定，这大大提升了我们罹患癌症、出现其他健康问题的风险。总体来讲，染色体的端粒越短，个体的寿命也就越短。研究发现，对于大多数八九十岁的长寿老人来说，他们的端粒往往同 70 岁老人的端粒一样长，甚至会更长。①

就像影响个体衰老节奏的其他条件因素（如胰岛素）一样，端粒受损、变短的过程也会受到特定环境因素的调节——包括饮食。当然，良好的饮食和生活习惯能够扭转端粒受损的过程。多摄入 Ω-3 多不饱和脂肪酸、良好的睡眠、低压力状态和日常锻炼都能够防止端粒受损，对人体健康长寿起到积极推进作用。

适度肥胖的好处

也许你从新闻或是医生那里曾听说过体重指数，也许你自己的体重指数也趋近理想水平。体重指数是一项重要的生物标记物。体重指数告诉我们，就算我们经常锻炼，但过高的体重指数仍然是威胁健康的风险因素。一些小规模的研究发现，肥胖会提升人们罹患阿尔茨海默病的风险。但是目前为止规模最大、洞见最深刻的研究却发现了与之相反的结果：2015 年，一项以 200 万英国人为对象的研究发现，体重的增加与神经退行性疾病风险的降低成正比，这一结果对肥胖者而言也是如此。

但在你对身上的赘肉和多出来的那几斤重量开始怡然自得、沾沾自喜之前，让我们再看看其他相关研究结果。2009 年发表在《柳叶刀》上的一项综述研究分析了 90 000 个欧洲人的数据，这些人年龄在 35 岁到 89 岁之间。

---

① 造成这种现象背后的原因可能是幸存者效应：端粒较短的人去世了，而活下来的人的端粒相对来说更长一些。

这项研究发现，当体重指数小于 24 的时候，整体死亡率最低。

所以，哪些是我们可以应用到生活情景中的信息呢？其实身材太瘦和太胖都会有很高的死亡风险。体重增加能够预防阿尔茨海默病，但与此同时，相伴肥胖而来的其他问题（如心脏病）也会带来很高的死亡风险，在这种死亡风险面前，肥胖带来的积极效应就显得相形见绌了。这项发现与对百岁老人的现实观察一致，百岁老人中从没有肥胖者，但是许多老人会稍显丰满。大多数长寿老人年轻的时候都十分苗条，但随着年龄增长，他们的体重指数会缓步上升。在他们晚年的时候，适度的体重指数不仅能提高身体的耐受力，也会带来积极的健康效应，能够在人们遇到健康挑战（失能或是患病）的时候为人们提供代谢缓冲和能量存储。

这一结果与发现心智长寿达人在他们心智寿命发展到顶峰时的平均体重指数水平稍高相一致。例如，在 20 世纪后半叶，日本本岛和冲绳县成人的体重指数稍高于 23。同时期居住在地中海里维埃拉地区人口的平均体重指数大约是 24。意大利是欧洲唯一一个 2000 年与 1980 年居民人均体重指数相同的国家，其他各国人均体重指数在过去的 20 年间都有大幅度增加。目前，法国和意大利居民的体重指数在欧洲仍然处于最低行列。英国居民的体重指数在欧洲是最高的，大约在 27.5 左右，不过这一数值仍远低于美国，美国居民人均体重指数大约在 29 以上。

对于中老年女性来讲，最佳体重指数数值大约在 23 ~ 24，也就是说身高 165 厘米的女性体重要在 63 ~ 65 kg 之间（如果年纪小的话，还要更轻一些）。如果你更瘦或更胖一些，这一数值也会相应地降低或升高一些。将身高、体重等情况考虑在内，体重指数数值在 21 ~ 27 之间是正常合理的范围。对于中老年男性来讲，理想的体重指数数值同女性相同（大约在 24 左右），但其最佳区间下限要比女性稍高一些，男性的最佳体重指数范围大约在 22 ~ 27 之间。

尽管肥胖有许多负面效应，但如果能找到应对神经退行性疾病的内在机制，我们便能够发挥肥胖的积极作用，将它纳入我们整体的健康保护机制之中。矛盾的是，体重增加会加重肌肉的负担，进而增加我们锻炼的负荷。肥胖还会造成人体缺铁，让身体产生慢性炎症，提高血清铁蛋白对铁元素的吸收和结合，进而减少人体中可供利用的铁元素含量。这也解释了为什么有些人身体中虽然有着充分的铁元素储备，却还会被诊断出患有贫血症。

对于人口心智寿命得到充分发展的地区来讲，当地居民不仅体内的铁元素含量低，神经退行性疾病患病率低，肥胖人口也非常少（参见日本的例子，日本是人口肥胖率和神经退行性疾病患病率最低的发达国家）。因此，我们完全有可能不必受到身材肥胖的负面影响就达到理想的心智发展水平。此外，了解肥胖对预防神经退行性疾病的积极作用也有助于我们对"饮食控制能够让人生活得健康长寿"这一常见说法有更深入的理解。

应该让你的身体忍饥挨饿吗

限制热量摄入早在 15 世纪时就已经成为了社会风尚。当时，有威尼斯贵族路易吉·科尔纳罗（Luigi Cornaro）著书向人们介绍自己如何通过控制饮食来提升健康状态。直到 19 世纪 30 年代中叶，才有人采用更为科学的方法来研究控制热量对人体健康的影响。康奈尔大学学者克里夫·麦凯（Clive McCay）是第一位用科学研究方法发现控制饮食能够大大延长老鼠寿命的科学家。他的后续研究也同样颠覆着人们的认知：虽然人们预期饮食控制会缩短身材清瘦者的寿命，但其几十年来的实验研究成功发现了控制饮食对人类寿命的积极意义，并且这种积极意义并不受到个体身材胖瘦的影响。

然而，近来一些控制严格的动物研究发现，饮食控制对寿命的积极作用有限，甚至可以说全无作用。所以问题到底出在哪儿呢？我认为，饮食质量是导致研究结果不一的关键。和实验室老鼠食物最相近、能够借助控制热量帮助延长人类寿命的食物是什么呢？答案是甜饼（尽管我们日常食用的甜饼比实验室中投喂给动物的甜饼含糖量要少）。可以随意吃甜饼的老鼠会发胖、生病；而那些严格控制甜饼摄入量的老鼠并不会过早生病或死亡，这样的事实并不会让我们感到奇怪。有时，我会开玩笑地将这种热量摄入控制称为"甜饼控制"。

热量摄入控制同样能够给人类带来很多好处，如降低人体的体温和胰岛素水平，延缓人到中年后脱氢表雄酮水平下降的速度和端粒磨损的过程，但关于这些积极作用能否转化为健康效应还没有定论。此外，有研究发现，那些长寿的人并没有控制饮食热量的摄入，至少在他们晚年的时并没有刻意控制。同样，这些长寿老人年轻时候都比较清瘦，在食物紧缺的时代，他们往往都过着困苦的生活，当他们步入老年之后，生活才变得营养富足。而这些心智长寿达人对动物类食物的摄入量一直很少，这会帮助他们有效控制饮食中的铁元素含量，具体内容我们会在后面章节中详细讨论。不用骨瘦如柴，不用饿着肚子，心智长寿达人的饮食习惯也会带来控制热量饮食的好处。

如何使用生物标记物

以上介绍的这些生物标记物受饮食和生活方式的影响很大。通过将自己和心智长寿达人的生物标记物（当前的和随时间变化的）相比较，我们可以最大限度地发挥这些生物标记物的积极作用。我们可以从 20 世纪 50 年代进行的一项七国研究开始分析，这项研究的一篇论文发现，克里特岛男性的白细胞端粒要比荷兰聚特芬男性的白细胞端粒要长。而且，克里特岛男性的生理年龄要比聚特芬男性小 5 岁之多，他们的人均血清铁蛋白含量也只有聚特芬男性平均水平的一半，这与他们罹患中风、癌症、糖尿病和心脏病风险低的事实相一致。

根据日本 2006 年全国健康和营养普查的结果，日本本岛人和冲绳人体内的血清铁蛋白含量都很低，大量人口都具有缺铁症状（50% 处于生育期的女性体内的铁元素含量在 20 ng/mL 以下）。日本人体内的血红蛋白含量同样很低。

世界卫生组织将贫血界定为：女性，血红蛋白水平低于 12 g/dL；男性，血红蛋白水平低于 13 g/dL。男女血红蛋白最低可接受水平是人为设定的，女性血红蛋白最低可接受水平低于男性可能仅仅是因为女性的各项生理指标都比较偏低，并不是说 12 ~ 13 g/dL 之间的血红蛋白对男性来说并不健康。日本老年人（包括百岁老人）平均血红蛋白水平通常要比这两个最低水平还要低。1996 年的一项研究发现，对于身体健康的日本百岁老人来说，女性的平均血红蛋白水平是 11.5 g/dL，男性是 11.8 g/dL。我们并不能确定他们的血红蛋白水平是否一直都是这么低，但能够确定的是他们的饮食和生活习惯并没有发生太大改变。他们各项生物标记物指标要比心智寿命没有得到充分发展的老人低很多。

表 4-1 对比了人口心智寿命得到充分发展和心智寿命发展受阻的国家人口间生物标记物的差异。

表 4-1　关键生物标记物指标总结：心智寿命发展充分 VS 心智寿命发展受阻

生物标记物	心智寿命发展充分
总胆固醇[①]	更低（0% ~ −15%）
低密度脂蛋白胆固醇	更低（0% ~ −23%）
高密度脂蛋白胆固醇	更高（0% ~ +18%）
甘油三酯	更低（0% ~ −19%）
C- 反应蛋白	更低

① 胆固醇总量 = 高密度脂蛋白胆固醇 + 低密度脂蛋白胆固醇 +（甘油三酯 ×0.2）。

续前表

生物标记物	心智寿命发展充分
空腹血糖	更低（0% ~ -15%）
空腹胰岛素	更低（-5% ~ -23%）
铁元素，血清铁蛋白	更低（-10% ~ -60%）
铁元素，血红蛋白	更低（-10% ~ -25%）
端粒长度	约五年的生理年龄差异
血压	更好，见下页图
体重指数	更好，肥胖率低于10%

　　就算心智长寿达人的一些生物标记物指标不那么理想，但是这些不理想的生物标记物指标也很难对他们的健康产生负面影响。这可能是因为心智长寿达人的健康体质能够帮助他们应对多种压力。观察图4-1中的血压变化曲线我们不难发现，尽管血压较低，但是日本和欧洲地中海地区的心智长寿达人死于冠心病的人数还不及美国和北欧这样人口心智发展受阻国家的一半。随着血压水平的升高，在这些典型的、心智寿命得到充分发展的国家，人口死亡率的上升过程也十分缓慢。

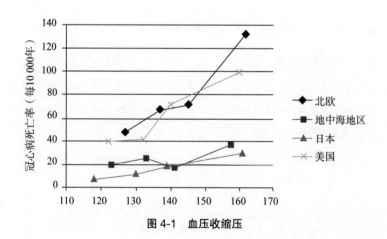

图 4-1　血压收缩压

理想的生物标记物指标

参照心智寿命得到充分发展和发展受阻国家居民的生物标记物指标，以及其他研究中发现的与寿命息息相关的生物标记物，表 4-2 给大家列出了可供参考和值得去努力改善的生物标记物指标范围。

表 4-2 关键生物标记物理想范围

生物标记物	理想范围
总胆固醇	170 ~ 190 mg/dL
低密度脂蛋白胆固醇	90 ~ 110 mg/dL
高密度脂蛋白胆固醇	45 ~ 70 mg/dL
甘油三酯	低于 120 mg/dL
C- 反应蛋白	最好低于 0.5 mg/dL，低于 1 mg/L 也可以
空腹血糖	低于 100 mg/dL
空腹胰岛素	低于 8microiu/mL
铁元素，血清铁蛋白	10 ~ 40 ng/dL
铁元素，血红蛋白	12 ~ 13 g/dL
端粒长度	65 岁之前比同龄人长，之后保持在 50 ~ 55 岁间的平均水平
体温	越低越好
血压	收缩压在 95 ~ 120 之间，舒张压在 60 ~ 80 之间
体重指数	23 ~ 26（身材瘦小的人可以减去两个单位，在 21 ~ 24 之间；身材高大的人可以加上一个单位，在 24 ~ 27 之间）

也许现在你的生物标记物指标远不及这些理想水平，但我相信，如果你坚持遵循本书倡导的健康原则，你的生物标记物立即就会向理想水平发展。我建议你现在就去体检，并在几个月后再检测一次。而在你的生物标记物落入了本书列出的理想区间范围内后，就可以减少检测的频率，但前提是你能够坚持本书中列出的健康计划。（说实话，坚持本书的健康计划很简单，因为书中推荐的食物既简单易做又十分美味）。以上列出的理想生物

标记物指标和你在其他地方看到的指标大致相同（我建议读者不仅要时常检查上文中提到的生物标记物，也要时常检查附录 A 中列出的一些其他生物标记物）。虽然上文列出了关键生物标记物指标的区间范围，但我认为通常理想的甘油三酯、C- 反应蛋白和胰岛素水平要比正常值低，这主要是由于不健康的饮食习惯使得大多数人的这些指标都比较高。一些生物标记物水平会随着时间的变化而发生变化。所以，如果你习惯在早上测量自己的血压和体温，那么请保持这样的习惯。对绝大多数人来说，血压和体温在晚上（睡觉时）都处于最低值，下午时处于最高值。

目前来说，科学家还没有对端粒长度给出具体明确的建议。我为大家提供的端粒长度建议是以最前沿的科学发现为基础的，有着扎实的科学依据。此外，你也许还不知道血清铁蛋白和血红蛋白的正常值范围，但如果你知道，你可能会对我建议中提出的较低水平感到诧异。总而言之，并没有万能药能够帮助我们轻松实现身体的健康长寿和心智寿命的充分发展。但我相信，在读完第 5 章之后，你会心怀感念。因为在第 5 章中，你会发现铁元素是现代饮食中阻碍心智寿命充分发展的唯一一个最具威胁的因素。

铁元素，最危险的健康杀手

烛辉倍之而明半之。

——佚名

THE

MINDSPAN

DIET

在所有影响健康的双刃剑中，铁元素是最危险的。铁元素带来的健康危险在所有影响身体的元素中也是最独特的。铁元素是人体内含量最多的强氧化元素，但和其他元素不一样，人体自身并不能处理过量的铁元素。

对于大多数人来说，监控饮食中的铁元素似乎应该是很容易做到的。但铁元素的无处不在及其莫名其妙的好名声动摇了人们心中的信念——监控铁元素并不是一件很容易的事。铁元素是少数公认的灵丹妙药之一。觉得无精打采？人们可不会建议你去补充睡眠或者改善睡眠质量，相反，他们会建议你去补充些铁元素。

铁和氧，一对危险的组合

世界上许多国家甚至强制在食物中添加铁元素。目前，越来越多的国家正在加入积极倡导补充铁元素的行列。由于食物匮乏，数百万发展中国家的人从这项政策中获益。但在过去的几十年间，铁元素的负面作用让越来越多的科学家意识到了它的危害并向人们发出危险警告。为什么科学家会发出危险预警？铁元素到底会给身体带来哪些危害？

我们可以将铁元素比作存在于燃料和氧气环境下的火柴。在可掌控范围内，火柴能够给我们带来光明和温暖。如若失控，燃料、氧气和火柴的共同作用则会给我们带来一场持续的、无限蔓延的野火。或者我们再以汽车作比，饮食中的脂肪和糖类就如同汽车的汽油，这些碳水化合物会为汽车行驶提供燃料。接下来，我们的机体会将这些燃料和氧气混合、引燃以产生能量和热。在这个过程中，我们需要铁元素将氧元素运输到全身各个部位以促进整个过程顺利进行。

但就像汽车使用年头久了会生锈一样，随着年龄的增长，我们的机体也会出现各种问题。机体生锈是以"垃圾"沉积的方式呈现的。例如，大脑中出现的含铁血黄素、脂褐素和淀粉样蛋白斑都是造成人们罹患阿尔茨海默病的主要致病因素。机体生锈同样也会以极富"破坏性"的方式出现，如细胞和组织的被氧化部分。铁元素则是造成身体内"垃圾"堆积和细胞、组织损伤的关键因素。我们的机体内存在有处理垃圾和修复损伤的系统，但这些系统并不完美，有时还会运转崩溃。

我们的机体能够产生血清铁蛋白和转铁蛋白这样的蛋白质保护物质，这些化学物质能够吸附铁元素以保护机体内重要的生物分子免遭铁元素负面作用的影响。然而，我们身体内也常常会有一些铁元素没有被这些蛋白质保护物质吸附，成为游离铁元素。随着时间的推移，机体内游离的铁元素越多，机体内的垃圾就会积累得越多，遭受到的损伤也越多，而且大脑神经元也很容易受损。

人们会对铁元素的负面作用感到讶异。通常情况下，人们普遍认为铁元素和维生素 C、维生素 E 这样的微量营养元素一样，有着纯粹的积极作用。但实际上铁元素是否会发挥积极作用取决于三个变量：性别、年龄和基因。如果你是男性，那可千万要当心，因为你很可能摄入了超过安全水平的铁元素。如果你年岁不小，那请千万不要相信补充铁元素能够让你精力充沛这样的片面之词，也不要通过吃肉或其他食物来摄入过量的铁元素（除非你患有缺铁性贫血症）。而对丁铁元素的补充问题，基因也同等重要。有些人可能从食物中充分吸收了铁元素，但由于机体中不存在有效清除铁元素的方法，就导致其很容易患上铁元素存积过多的疾病，如血色素沉着症和地中海贫血症。

血色素沉着症和地中海贫血症会导致人们的寿命缩短，让人们产生极端慢性疲劳、糖尿病、关节痛、阳痿、性欲低下、心脏性心律失常、抑郁和肤色暗沉（呈现青铜色或灰色）等症状。

尽管铁元素对健康产生负面影响的症状十分普遍，但铁元素存积过量的现象一直没有得到医学上的重视。直到 20 世纪 80 年代到 90 年代早期，血铁生物标记物成为美国的常规体检检测指标后，这种状况才得到改善。不幸的是，90 年代末发生的一场医疗保险（医疗补助）丑闻让许多医疗机构将像血清铁蛋白这样的有效生物标记物排除在了标准检测名单之外（血红蛋白和血细胞比容指标被保留了下来）。因此，有许多铁元素存积过多的患者并没有被诊断出来。

步入中年之后，相比女性而言，有更多男性会患上血色素沉着症。然而，更年期后，随着女性的机体发生巨大改变，铁元素过度存积会使她们和男性一样，遭受一系列疾病的困扰，包括糖尿病、心脏病、癌症、中风、帕金森病、阿尔茨海默病和其他类型的神经退行性疾病等。好消息是，除了一些极端的案例，血色素沉着症可以通过饮食、放血以及铁螯合剂（针对铁元素过量的药物治疗法，通过吸附、隔离铁元素，以将它移出体外）来加以控制和治疗。

低铁饮食的人不会有罹患血色素沉着症的负担，这意味着饮食对那些携带易感基因变体的人来说至关重要。然而，就算没有罹患血色素沉着症的基因变异，你也要牢记，不良的饮食习惯会提高体内的血铁含量，加速机体老化的过程。

铁，阿尔茨海默病的元凶

大脑和神经系统的特定部分对铁元素尤为敏感。青少年时期，铁元素是促进大脑发育的关键营养元素。然而，在步入成年期后，身体内过量的铁元素则会提高我们罹患阿尔茨海默病、帕金森病、卢伽雷氏病、中风和其他形式的大脑和神经系统疾病的风险。这也同样依循 AP 规则：年轻的时候我们需要铁元素来促进生长发育，但在年长的时候，这些剂量的铁元素则变得极具伤害性。

通常来讲，大脑中的铁元素积聚量要高于其他任何金属元素。因此，受不同神经退行性疾病影响的特定脑区都有一个共同特点：过量的铁元素存积。对于帕金森病患者来说，受铁元素影响的脑区主要是黑质；对于阿尔茨海默病患者来讲，受铁元素影响的脑区有很多，最主要的是海马体，也就是所谓的大脑图书馆管理员（海马体是负责个体短时记忆归档、存储和提取的脑区）。

在人生的前半段，男性罹患阿尔茨海默病和其他形式神经退行性疾病的风险要高于女性。大脑中不断积聚的铁元素是造成这一现象的主要原因：直到 60 岁左右，女性身体内的血清铁蛋白的平均水平还不到男性的一半。女性体内铁元素存积量低主要是月经失血带来的结果。更年期后，女性绝经，体内的血清铁蛋白水平也会开始上升；而到了人生暮年，女性身体和大脑中的血铁含量甚至会高于男性。由于女性寿命一般较长，所以她们患上阿尔茨海默病的风险要比男性高 50% 以上。而那些在绝经前就将子宫切除（不会每月例行来月经，因此不会失血，血铁含量也不会定期下降）的女性，她们大脑中铁元素的积聚速率和男性不相上下（也比没有切除子宫，每月例行来月经的女性要快），患上神经退行性疾病的年龄也要偏低。

尽管人们对阿尔茨海默病的首要致病因素存有疑虑，并且怀疑减少铁元素的饮食方法是否真的能有效降低铁元素对大脑的伤害。但是支持这一结论的相关研究已经进行了 50 年之久，过程合理，结论有效，且有新近研究更证实了这些研究的有效性。举个例子，以动物和人为研究对象的实验研究发现，随着年龄的增长，实验对象大脑中的铁元素确实在不断积聚。在 20 世纪 50 年代末，有研究发现，与铁元素含量在正常水平的人相比，那些经常出血或是患有严重贫血（血铁含量很低）的人大脑中的血铁积聚现象会少很多。动物实验研究表明，高铁食物会提高动物体内的铁元素含量，进而缩短动物的寿命。研究进一步发现，搭配茶饮的饮食习惯能够有效减少动物体内的铁元素含量，延长动物寿命。

2015 年年末有研究发现，与经常进食红肉的人相比，那些坚持地中海饮食方式（以少肉多鱼为特色）的人的脑容量和关键脑区更大，表现出了更少的脑区萎缩情况。进食红肉最多者与最少者的大脑相比，前者呈现出的差异相当于大脑老化五年的水平。当然，对于坚持地中海饮食习惯的心智长寿达人来说，他们体内的血铁存积情况更少，罹患阿尔茨海默病的风险也更低。总体来说，这些研究足以说明，血铁水平和人类心智寿命的衰退密切相关。但和临床试验不一样的是，这些研究并没有揭示出其中的因果关系。科学家也曾探索过血铁水平与人类心智寿命衰退之间的因果关系。1991 年，科学家发现铁螯合剂药物去铁胺 ①（与铁离子结合，并去除其活性）能够延缓阿尔茨海默病的发病过程。近来有更多研究发现，在给实验动物喂食大量铁元素补充剂的前提下，去铁胺

---

① 去铁胺（又称去铁敏）注射进肌肉后，并不会进入血脑屏障。它通过减少输送给大脑的铁元素进而降低人体内的铁元素含量，对人体健康有积极意义。

药物也能够有效防止阿尔茨海默病的发生，保护动物记忆免受损伤。除此之外，目前又有越来越多令人信服的研究揭示出了铁元素和认知能力衰退疾病之间的基因联系。

过量铁元素的恶果

铁元素不仅会影响个体的心智寿命，也会对人体整体的健康状况和生理寿命产生重大影响。接下来的这一部分我将概括介绍一些与铁元素有关的重要健康风险。

免疫力降低

铁元素对人体的一大危害体现在免疫系统上。微生物病原体依靠铁元素使人体慢性感染，机体则通过血清铁蛋白和转铁蛋白来控制铁元素数量，以应对微生物病原体。

血清铁蛋白是人体免疫系统应激反应小组的关键成员。当机体感知到病原体的存在时，机体的免疫反应就会开启：体温升高以杀死病原体，促进促炎性化合物的产生。炎症反应的增加能够让血清铁蛋白牢牢吸附住铁元素，进而降低血清铁水平。这样的机制对于功能性缺铁的肥胖者来说也是如此。

微生物对铁元素的依赖解释了为什么进食大量铁元素会使得炎症发生得更加频繁、感染周期更长（这也解释了为什么古时人们会频繁使用放血疗法来治疗多种疾病）。同样，进食少量铁元素也能够限制肠道病原体的增加。这也解释了为什么近来铁元素的补充加重了许多发展中国家居民胃肠道感染的情况。

代谢紊乱

1865 年，法国医生阿尔芒·特鲁索（Armand Trousseau）在观察他的糖尿病患者时得到了一个惊人的发现：糖尿病患者的皮肤呈现出明显的青铜色。他将病人的这一状态称之为"青铜色糖尿病"。从那之后，有研究发现，过量的铁元素同葡萄糖耐量受损，以及 1 型和 2 型糖尿病有着直接的联系。如果你想立刻降低自己罹患糖尿病的风险，可以选择献血。即使没有糖尿病，献血也可以降低你体内的铁元素存积和空腹胰岛素水平，提高机体对胰岛素的敏感度。当然，除了一些你能在短期内实践的方案，理想的长期管理铁元素的方法则是践行心智长寿达人的饮食习惯。

癌症

食物和营养补充剂中的铁元素是提升个体罹患癌症风险的最重要因素之一。台湾一项以 30 万人为对象的研究结果令人警醒：血清铁含量的升高会显著提升人们罹患癌症的风险。其他一些小型研究同样发现，随着人体内铁元素存积增高，人们患上特定癌症的风险也会随之上升。

这些基于人群的研究得到了许多强有力的证据支持。例如，有研究发现，血清铁含量的提高能够给 DNA 造成伤害。另一项研究发现，在一系列维生素和矿物补充剂中，只有铁元素补充剂和更短的端粒长度有关。值得我们警惕的是，铁元素补充剂服用者与非服用者之间端粒长度的差异相当于至少 7 年生理年龄的差距。极度短小的端粒会打破染色体原有的平衡，提高个体罹患癌症的风险。白细胞和其他组织中的端粒长度是人体寿命、组织和器官癌变风险的最佳预测变量。

没有被吸收的大量铁元素补充剂会造成什么后果呢？很明显，一些人吸收了过量的铁元素会对身体造成伤害。尽管这些铁元素没有被充分吸收，而是进入了身体的其他部分，但也会对人体健康带来另一种伤害。而未被吸收的过量铁元素会进入下消化道内，限制消化道内微生物吸收和生长所需的养分。因此，不管能不能被吸收，摄入过量铁元素都会给身体造成伤害。高铁饮食会提高人们罹患大肠癌的风险，大肠癌是致死率最高的癌症之一，而现代饮食习惯提高了大肠癌的发病率。

心血管疾病

众所周知，女性的平均寿命要比男性长，这部分是因为相较于女性，男性会过早地经受冠心病、动脉粥样硬化等心血管问题的困扰。

1981 年，内科医生、学者杰罗姆·沙利文（Jerome Sullivan）发表文章首次解释了，为什么三四十岁的女性在同年龄段男性备受各种疾病侵袭之时，几乎可以分毫无损地摆脱这些疾病的影响。沙利文在文章中表示，男性体内居高不下的铁元素存积是造成男性过早患病的罪魁祸首，而正常行经的女性患病风险极低，直到更年期初停止行经之后，她们体内的铁元素存积才开始上升，患病风险也随之提升。一些新的研究则认为，女性绝经期前的积极意义部分是由于雌激素的作用，除此之外，也包括其他因素的影响。下面介绍的就是与铁元素相关的一些其他因素。

◆ 心血管疾病和其他形式的富贵病在铁元素存积较低的人群中比较少见。
◆ 相较于铁元素存积较低的人，铁元素存积较高的人端粒长度更短。心脏细胞中的端粒越短，人们罹患心脏病的风险就越高。同样，血管细胞中的端粒越短，人们患有动脉粥样硬化的风险就会越高。
◆ 身体内存积的铁元素越多，个体患上动脉粥样硬化（动脉中有粥样斑块）的风险就越高。
◆ 献血和饮食控制能够减少体内的铁元素存积，进而恢复血管功能，减轻粥样硬化。
◆ 血清铁蛋白和低密度脂蛋白会协同造成心血管疾病的发生和死亡。
◆ 斑块中含铁元素的水平是正常血管组织的 17 倍。

通过调整饮食习惯来降低体内的铁元素存积能够带来与正常行经一样的积极作用。大量摄入红肉会增加人体内铁元素的存积，这也解释了为什

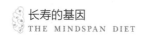
么许多研究证实，低红肉摄入或全素食饮食有益于人们的心脑血管健康。与很少或没有献过血的人相比，高频献血的人体内铁元素存积很低，频繁献血能够降低血管氧化应激标记物，恢复血管的正常功能。

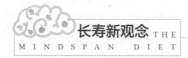

长寿新观念 THE MINDSPAN DIET

　　我们常听说菠菜中含有大量铁元素。所以，如果需要补铁的话，可以通过食用大量菠菜（相反，我们也可以通过限制菠菜摄入来降低体内的铁元素含量）来实现，虽然通过对摄入菠菜的控制能够调节我们体内的铁元素水平，但调节过程却没有那么快。菠菜中富含铁元素，但对绝大多数人来说，菠菜并不是补铁的最佳途径。为什么呢？这是因为菠菜中同时含有另一种化合物——草酸，它能够阻碍人体对铁元素的吸收。所以，菠菜中绝大多数的铁元素可能只不过是在我们的肠道中经过了一下而已。

　　大多数食物中都含有许多和草酸类似的化合物，会阻碍身体对铁元素的吸收。这些化合物包括植酸（多存在于谷类、核桃、杏仁、蚕豆、扁豆和豌豆中）和茶多酚（多见于茶、可可、咖啡、核桃、黑莓、覆盆子、蓝莓和某些中草药，如牛至和罗勒）。一些草药茶中也含有相当高水平的多酚，如洋甘菊和薄荷茶。葡萄和葡萄酒中也含有多酚，人们可以根据颜色预测其中的多酚含量。颜色越深，多酚含量越高。膳食纤维也会抑制人体对铁元素的吸收。日本人经常食用的海藻中就含有相当可观的铁元素，但同样它也会抑制人体对铁元素的吸收。

　　草酸、植酸、多酚和纤维对维生素吸收的抑制作用不同于矿物质。除了纤维之外，草酸、植酸和多酚对维生素吸收的影响不大。它们对一系列矿物质（包括铁、钙、锌、铜、硒、铅等在内）的吸收有着强有力的抑制作用。对于不同的人来说，特定的抑制化合物发挥着不同的作用。一些化合物能够被肠道中的微生物消化吸收，释放出的物质可以结合游离的矿物质。这些化合物释放出的物质绝大多数不能被吸收，只有少部分可以。总体来说，这些抑制作用使人体从食物中获取营养元素的多少变得复杂难测。所以，要想明确了解自己吸收了多少铁元素的唯一方法就是去验血。

如何保护自己

过度摄入铁元素比我们想象的要容易得多：在短短几周时间内，自然摄入大量铁元素，或食用含高铁饮食的人体内都会存积大量铁元素。存积容易去除难，降低体内铁元素的存积需要花费数年时间。即便使用最激进的方法，如控制饮食、理性献血和螯合治疗法，降低铁元素的效果也不明显。所以，为了身体健康，我们首先应避免体内铁元素的存积。具体方法有如下几种。

减少铁元素的摄入

看一看自己所吃食物的营养成分表，你就能了解到日常食物中的铁元素含量，铁元素含量主要以"% 每日营养摄入量"的形式展现。18 mg 是政府监管机构建议保持健康所需的铁元素每日摄取量。然而，营养成分表并没有说明，这一数值只适用于正常行经的女性和青少年男性。对其他成人来讲，铁元素每日营养合理摄入量是 8 mg。然而，对大多数人（尤其是那些 50 岁以上的人）来说，更合理的铁元素每日营养摄入量应该在 3 ~ 5 mg之间（根据体重在这一区间内进行调整），但这也是粗略估计，因为生物利用度具有高度变化性。

了解食物的营养成分

购买包装食品时，你需要仔细了解食物中的营养成分。如果营养成分表中含有"强化"（如大米）以及"铁"这样的字样儿，那最好还是放回去不要购买了。

留意你喝的水

从老式铁管中放出来的水会含有大量铁元素，所以放出水之后不要立即饮用，而是要先静置，在瓶中放置几天再使用。如果你所在居住地的水中含有大量铁元素，不妨安装一个除铁过滤器。

小心抗氧化剂和"超级食品"

去超市时，我常常通过留意食品广告或食品包装上的营养成分表来了解要购买的食物中添加了多少抗氧化剂。仔细研究之后我发现，食物中含有大量铁元素，甚至包括铁元素的人工添加剂。更糟糕的是，这些食物中往往也添加了人工合成的维生素 C，而维生素 C 会促进铁元素的吸收。一些研究表明，抗氧化剂补充物（包括维生素）会提升死亡率。弗雷明汉心脏研究发现，维生素 C 的吸收利用与人体内存积的铁元素呈显著正相关。所以控制铁元素吸收时，不仅要考虑铁元素，也要考虑能够促进铁元素吸收的维生素 C。即便抗氧化剂不在了，大量易氧化的铁元素也会长久地存在于人体的血液之中。

当心食物和药物中的锈染

尽管布洛芬这一类的非激素类消炎药物能够有效降低个体罹患神经退行性疾病的风险，但我们在选择布洛芬的时候也要尤为慎重。一般布洛芬药片表面会涂有氧化铁。这种红棕色染料（不仅和锈的颜色样，实际上，它本身就是一种锈）常见于药物和食物外的涂层上。对于布洛芬和其他相似大小的药物来说，这样的氧化铁涂层一般不会超过 1 mg。如果你每天都服用这样的药物，就相当于每天摄入了约 2 mg 的铁元素，也就相当于摄入了科学推荐普通人（正常行经的女性除外）铁元素每日营养摄入量的

1/4。在服用前，我们可以将药物放到水中冲掉药物表面的氧化铁涂层（冲掉涂层时一定要当心，要眼疾手快，否则很容易将药物有效成分溶解掉）。

戒烟限酒

喝酒和吸烟都会显著提升人们罹患乳腺癌的风险。许多研究发现，烟酒的健康隐患在体内铁元素存积过多的人身上体现得尤为突出。通过和烟酒的相互作用，铁元素自由基会大量生成。如果你喝酒，限制在一天一到两杯，或一周十杯红酒。与茶和咖啡一样，红酒也要与食物搭配饮用。当然，我们还要根据自己的身材调节饮酒的剂量（如果你身材娇小，就少喝一些酒）。

茶和咖啡要配餐食饮用

许多文章认为，通过降低血糖和胰岛素水平，茶和咖啡能够有效降低人们罹患心脑血管疾病的风险和死亡率。有人认为，茶和咖啡对人体的积极作用是因为它们含有咖啡因，但通过对志愿者进行纯咖啡因控制研究，研究人员发现，摄入纯咖啡因的人在餐后会出现葡萄糖耐量下降的现象。这很可能是因为茶和咖啡因中含有的其他化合物阻碍了身体对食物中铁元素的吸收。

测测你的血清铁蛋白是多少

血清铁蛋白是反映人体内铁元素存积量的关键生物标记物。美国和日本男女两性血清铁蛋白的正常范围见下文所列。通过对比可以发现，日本人和美国人的正常血清铁蛋白之间存在巨大差异，部分是因为美国人普遍携带更多与铁元素过量有关的基因变体，但更重要的是两国饮食结构的差异。如果人体内的血清铁蛋白达到了下述正常范围的上限，对人体健康而言没有任何积极意义，并且会显著提高人们罹患神经退行性疾病的风险。而尽管日本人（尤其是男性）血清铁蛋白的正常区间低于美国人，但仍然高于理想范围。尽管日本女性血清铁蛋白的正常范围尚可，我们还是希望将此区间的上限降低一半（大约在 10 ~ 40 ng/mL），这样才能给日本女性带来最大的健康效益。

美国人的正常血清铁蛋白范围

◆ 男性，24 ~ 336 ng/mL（标准单位），或是 mg/L（国际单位）。
◆ 女性，11 ~ 307 ng/mL（标准单位），或是 mg/L（国际单位）。

日本人的正常血清铁蛋白范围

◆ 男性，10 ~ 220 ng/mL（标准单位），或是 mg/L（国际单位）。
◆ 女性，10 ~ 85 ng/mL（标准单位），或是 mg/L（国际单位）。

理想的血清铁蛋白范围

◆ 男性女性均为 10 ~ 40 ng/mL（标准单位），或是 mg/L（国际单位）。对于日本女性来说，不论年龄，平均血清铁蛋白水平大约为 40 ng/mL。

不出意外，心智寿命得到充分发展者的血清铁蛋白含量偏低。正如我们在前面介绍生物标记物时讨论的那样，希腊克里特岛人均血清铁蛋白水平大约是荷兰聚特芬人的一半左右。聚特芬人罹患中风、癌症的风险是克里特岛人的四倍之多，罹患糖尿病的风险高出克里特岛人 70%，罹患心脏病的风险高出克里特岛人 50%。荷兰人的帕金森病死亡率高居世界前十，阿尔茨海默病和其他形式的神经退行性疾病在荷兰的致死率也接近世界之首。

这种现象是由遗传因素造成的，还是由生活方式或饮食习惯差异造成的？亦或是三者的共同作用？其中有一点是肯定的：没有罹患明显铁元素存积障碍的人体内也会存积过量的铁元素，这也是检测自身的血清铁蛋白水平具有重要保护意义的原因。

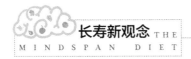

诚如我们在第 3 章所讲，少食红肉，适量摄入乳酪，少糖，多摄入茶、咖啡或红酒是心智长寿达人们共同的饮食特征。除此之外，他们身上还有一个共同点：减少对饮食中铁元素的吸收和利用。目前，既然已经意识到了铁元素的危险性，那你就可以采取其他方法来减少铁元素摄入，控制体内铁元素的水平了，这样你也就无须猜测自己体内的铁元素水平是否在安全范围内了。

食品包装上的营养标签常常会注明食物中的铁元素含量，通常以"% 每日营养摄入量"的方式来表达。换句话讲，就是政府部门建议的保持健康状态所需的每日营养摄入量。但需要记住的是，营养标签并没有说明这一数值只适用于正常行经的女性和青少年男性。对于正常行经的女性来说，18 mg 的铁元素就能为她们提供 100% 每日所需的摄入量。对其他成人来讲，18 mg 的铁元素能够为他们提供 225% 的每日营养摄入量。一般来讲，8 mg 的铁元素对大多数人来说就已经能够 100% 提供每日所需的摄入量了，即便是 8 mg 也已经超量了。

人们对铁元素的吸收效率存在个体差异，且生物利用度也发挥着重大作用，掌控体内铁元素的最佳方案可以分为两部分。首先，应注意食物中的铁元素含量，合理控制摄入量。第二，与其猜测自己体内的铁元素含量，不如去进行检测。衡量铁元素的关键生物标记物有：血清铁、血清铁蛋白、血红蛋白和总铁结合力。不饱和铁结合力也是另一种衡量铁元素含量的关键生物标记物，可以替代总铁结合力。此外，还要确保自己的血清铁蛋白保持在接近正常范围下限的水平。

心智长寿基因

基因对个体生理和心智寿命有着重要影响。

——普雷斯顿·埃斯特普

THE

MINDSPAN

DIET

科学家发现，基因对个体生理和心智寿命有着重要的影响。其中，有两个基因表现得最为明显，因为截止到目前，它们的影响作用表现得最为显著和突出。这两个基因分别是载脂蛋白 E（APOE）和淀粉样前体蛋白（APP）。这两种基因的其中一种变体能够让个体在年轻的时候就患上阿尔茨海默病，而另一种形式的变体却能够延长个体寿命，降低个体罹患阿尔茨海默病的风险。这两种基因同样受到饮食和生活方式的影响，它们与人体内的铁元素相互作用，会强化铁元素对大脑的影响。尽管影响个体生理和心智寿命的基因不只有这两个，但 APOE 和 APP 尤其值得我们仔细分析和了解。

心智长寿基因 APOE：载脂蛋白 E

APOE 有三个变体：e2，e3 和 e4。每个人都会携带两个 APOE 副本，每一个副本都有可能是上述三个变体中的任意一种形式（人体携带 APOE 副本的可能形式有六种：e2/e2，e2/e3，e2/e4，e3/e3，e3/e4 和 e4/e4）。在世界人口中，携带 e3 变体的人群是最普遍

apolipoprotein E

APOE

载脂蛋白 E，经科学实验反复证实，APOE 对人体寿命有着重要影响，尤其是 APOE 的副本 e3/e4 和 e4/e4，都会提升人们罹患阿尔茨海默病的风险。

THE MINDSPAN DIET

的，携带 e3 变体的人群大约占世界人口的 60% ~ 90%。

APOE 对人体寿命的影响主要表现在两个方面：一是 e4 变体的负面作用，二是中等程度的 e2 变体的正面作用（e4 变体在百岁老人中很少表达出来）。对人体健康有较大消极影响作用的 APOE 副本是 e3/e4 和 e4/e4，前者会将个体罹患阿尔茨海默病的风险提高了两到三倍，而后者则会将个体罹患阿尔茨海默病的风险提高十倍之多。

在美国，携带 e4/e4 基因副本的人数大约占总人口的 2%，但他们占阿尔茨海默病患者总数的比例为 15%。有意思的是，一些少数族群，包括非洲后裔通常免受这一基因变体的负面影响。尽管非洲人携带 e4 基因副本的比例最高，但他们患上阿尔茨海默病的风险最低。而同样携带 e4 基因副本，非裔美国人和西班牙裔美国人罹患神经退行性疾病的风险也要低于美国白人。

除了会提高大多数族群罹患神经退行性疾病的风险，e4 变体还与其他健康问题相关，如动脉粥样硬化、端粒缩短及中风等。

近来有越来越多的研究证据表明，APOE 承担着将铁元素运输到大脑的作用。随着科学研究的不断推进，在 2015 年年中，APOE 和铁元素之间的关系已接近明朗化。阿尔茨海默病研究（阿尔茨海默病的神经影像学研究）国际研讨会发表了一项针对阿尔茨海默病长达 70 年的研究结果。按照认知能力受损的状况，这一研究将研究对象分为了三组：认知能力未受损者、认知能力轻度受损者和阿尔茨海默病患者。结果发现，脑脊液中的血铁水平能够有效预测个体认知能力的受损情况，即血铁含量越高，人体认知能力的下降越快，也越容易罹患神经退行性疾病。研究者进一步发现，对于携带 e4 变体的个体来说，他们脑脊液中的血铁水平会高出一般水平。有越来越多的研究证实，e4 变体会增加大脑的铁元素负担，带来细胞损伤、组织受损和斑块形成等问题。

心智长寿基因 APP：淀粉样前体蛋白

APP 变异是造成阿尔茨海默病患者脑内老年斑（β - 淀粉样蛋白积聚形成的斑块）形成的主要原因。20 世纪 80 年代，科学家在研究唐氏综合征的时候发现了 APP。APP 位于第 21 号染色体上，唐氏综合征患者第 21 号染色体上表现出三种现象。APP 的三个基因副本会产生过量的淀粉样前蛋白，加速 β - 淀粉样蛋白斑块的形成，这也解释了为什么患有唐氏综合征的个体常常在三四十岁的时候就早早地患上了阿尔茨海默病。

amyloid precursor protein

APP

淀粉样前体蛋白，是一种广泛存在于全身组织细胞上的单次跨膜蛋白，研究发现，APP 的主要功能是保护脑内细胞和组织免受铁元素氧化的损伤。

THE MINDSPAN DIET

β - 淀粉样蛋白的产生也受环境因素的调节。正如我们在第 2 章中所提到的，机体要对环境因素做出反应。所以，人体内存在调节传感器和控制器（类似于恒温器），能够根据环境信息做出适当的反应。例如，人体内与铁元素有关的基因会受到感受器探测到的铁元素的影响，反过来，这些基因也会以开放和关闭，或其他方式来对环境中的铁元素做出反应。

截止到目前，在人类基因组 20 000 多个蛋白质编码的基因中，只有不到 20 个（千分之一）基因受铁元素作用的特定系统调控，它们被称为铁反应元件。换句话说，这些铁反应元件很罕见，并且只对人体调节铁元素的特定部位做出反应。这千分之一的基因中就包括 APP。

铁反应元件是这样工作的：随着细胞内的铁元素含量升高，APP 蛋白大量产生。[①] 最近一项研究表明，APP 蛋白负责将神经元中的铁元素运送出来。这一发现和其他研究一起证实了 APP 的保护作用，即头脑中的 APP

---

① 人体内的铜元素也是阿尔茨海默病的致病元素之一。APP 也会受铜元素的影响和激活，但相对于铁元素而言，铜元素在数量上要少得多，也不易被氧化，因此不必过于担心。

会保护我们的细胞和组织不受铁氧化作用的侵害。

2012 年，冰岛科学家针对 APP 的研究有了新发现，这一发现颠覆了以往科学家对阿尔茨海默病的相关研究。由于冰岛人口很少（大约有 32 万人），基因库相对独立和分离，对冰岛人的基因研究相对容易实现。科学家们分析了冰岛人的基因组数据发现，那些在各自年龄组中认知能力表现尤为出色的一小部分人都含有一个特定的 APP 变体（科学家称之为 A673T）。这一变体能够为人体提供长达十年的保护，可以有效帮助人体应对认知能力下降的风险，大大提高人体寿命。APOE 的 e4 变体对人体健康有很大的负面影响，而 A673T 则能够抵消掉 e4 变体的消极作用。

同样，APP 这一具有保护性作用的变体极其罕见。目前，这种变体主要存在于冰岛和斯堪的纳维亚种群，每 200 人中才有 1 人携带这种基因变体。尽管冰岛和斯堪的纳维亚人罹患阿尔茨海默病的风险也位居世界最高水平之列，他们的心智寿命也未能得到充分的发展。APP 变体使得这些国家的部分居民有着惊人的生理寿命和出色的心智寿命，这一事实说明，受 APP 影响的神经退行性疾病是决定这些人身心寿命唯一且最重要的因素。

阿尔茨海默病的根源：APOE+APP+ 铁

目前，我们掌握的全部信息足以使我们针对一般的阿尔茨海默病建构出一个简要全面的模型，这一模型能够帮助我们了解这种疾病，大幅度降低患病风险。根据已掌握的信息，我们可以提供一些新的应对阿尔茨海默病的方法。这里要介绍的方法主要依据的是 APP 的主要作用是保护大脑这一观点。在接下来要介绍的这一简要模型中，APOE 和 APP 被作为了主要的基因变量，铁元素是首要的环境变量。APOE、APP 和环境因素的相互作用主要有以下几点。

◆ 认知衰退的过程始于体内存积的大量铁元素，或是 APOE 变体 e4 向大脑运送的大量铁元素（也有可能是两者的共同作用，这样会造成双重的负面影响）。

◆ 随着铁元素存积增多，APP 蛋白也在不断增多，以保护大脑内的细胞和组织。

◆ 如果将过量的铁元素比喻成家中用于点火的火柴，那么 APP 就像是一个小型灭火毯。铁元素反应元件感受器和 APP 感受到火（铁元素）的存在后就会产生 APP 蛋白，用以熄灭不断点燃的火柴。

◆ 接下来，起到清洁作用的特殊细胞就会开始工作，它们会清理掉上一步留下的一片狼藉。一小部分的灭火毯（APP）会被剪下丢弃。丢弃的一小部分就是 β - 淀粉样蛋白——形成大脑老年斑（β - 淀粉样蛋白沉积形成的斑块）的罪魁祸首。起到剪裁作用的酶会在细胞中发挥其他作用，而剪下的 APP 对人体而言没有任何意义，甚至可能给人体造成附带损伤。

◆ 火势爆发后继而被扑灭，随着这一过程的继续，灭火毯片段就会点滴堆积起来。如果火情基本得到控制，人体就几乎不会再产生 APP 蛋白，积聚起来的 APP 灭火毯数量就会很少。

◆ A673T 变体让 APP 能够抵抗酶的剪裁作用，从而延缓 β - 淀粉样蛋白的产生和积聚速度。

◆ 随着 β - 淀粉样蛋白的积聚，功能性脑细胞就会被杀死和替代。

◆ 为了应对体内堆积起来的垃圾，负责清洁作用的细胞数量也会以惊人的速度不断增加。这些细胞频繁复制以跟上垃圾增长的速度，然而不断的繁殖会缩短它们的端粒。当端粒缩短到一定程度时，这些细胞就会停止繁殖和工作，人体内的垃圾就会越积越多。

这一过程的负面效应起初看上去微不足道，但这些效应逐年累加，在人到了七八十岁的时候便会显现出来。上述模型调和了关于 APP 的两个截然相反的观念，帮助人们理解了 APP 在阿尔茨海默病发病过程中的作用。对于 APP，一种观念认为它能保护大脑免受环境的侵扰和伤害，而另一种

观念则认为阿尔茨海默病的病变过程
与 APP 的保护无关，而与感染和炎症
有关。这里需要再次运用 AP 规则进行
解释，我们知道保护功能是长期作用
的结果，APP 的一般变体既能保护又
会伤害大脑。而考虑到"基因 + 环境 =
性状"这一关键规则，我们可以确定，

饮食中的铁元素与 APP 共同构成了影响大脑的关键环境因素。所以，在这
里我们可以说：一般 APP 变体 + 过量的铁元素 = 阿尔茨海默病。

　　与一般 APP 变体不同，即罕见的、具有保护作用的 APP 变体能够显
著降低人们罹患阿尔茨海默病的风险。同样，降低饮食中的铁元素含量也
能够影响等式中环境因素的权重，从而降低人们患上阿尔茨海默病的风险。
明晰这一点对我们来说尤为重要，因为 99% 的人携带的都是 APP 的一般变
体。对我们来说，降低罹患阿尔茨海默病的最佳方式是调整环境因素，减
少铁元素的摄入量。

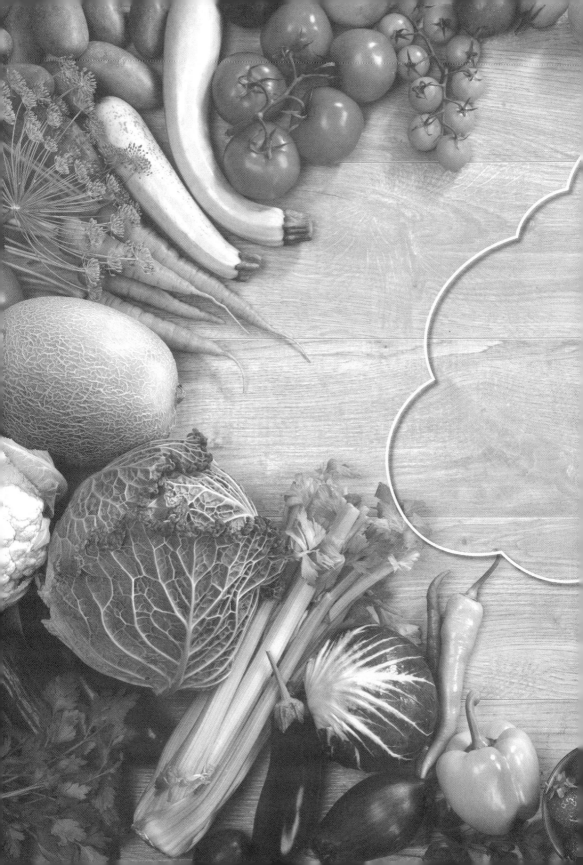

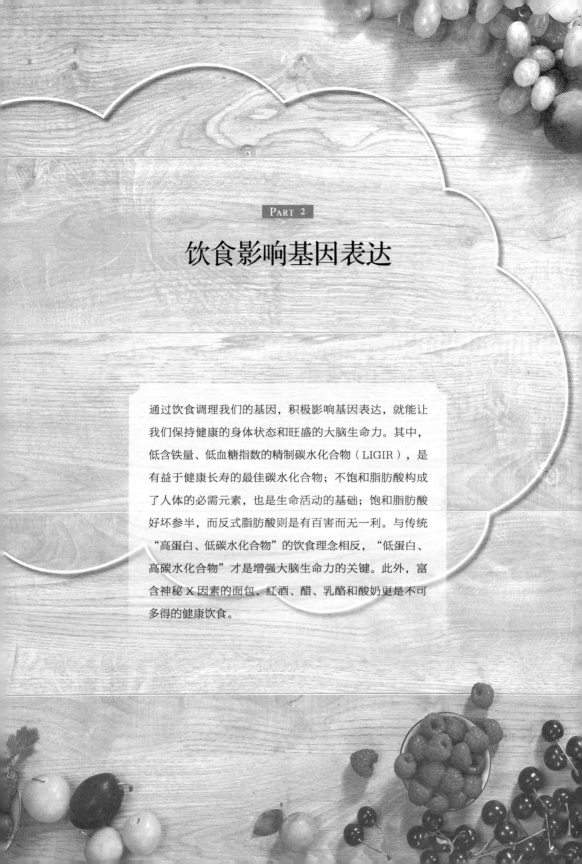

Part 2

饮食影响基因表达

通过饮食调理我们的基因，积极影响基因表达，就能让我们保持健康的身体状态和旺盛的大脑生命力。其中，低含铁量、低血糖指数的精制碳水化合物（LIGIR），是有益于健康长寿的最佳碳水化合物；不饱和脂肪酸构成了人体的必需元素，也是生命活动的基础；饱和脂肪酸好坏参半，而反式脂肪酸则是有百害而无一利。与传统"高蛋白、低碳水化合物"的饮食理念相反，"低蛋白、高碳水化合物"才是增强大脑生命力的关键。此外，富含神秘 X 因素的面包、红酒、醋、乳酪和酸奶更是不可多得的健康饮食。

碳水化合物，"慢"比"快"好

黑暗降临，眼睛开始看见。

——西奥多·罗特克

THE

MINDSPAN

DIET

精制碳水化合物和"零"卡路里食物对身体健康的益处显然与人们的常识相悖，在读完第 3 章后，你可能感觉自己对健康饮食的概念更加糊涂了。但我想你应该明白了现实生活中饮食是如何对人体健康产生影响的，而且并不是所有的精制碳水化合物都会像经常被描述的那样威胁人体健康。

尽管近来碳水化合物被妖魔化了，但我们仍然需要依赖它们来生存。细胞不可缺少的外膜糖萼就是由碳水化合物构成的。更重要的是，细胞的首要能量来源是葡萄糖。葡萄糖是机体的细胞燃料，尤其是大脑优选的细胞能源。

此外，众所周知，蔬菜对我们的身体健康有益，也许你听到的多吃蔬菜的营养建议比任何其他营养建议都要多。但你知道所有的蔬菜为人体提供能量最多的常量营养素是什么吗？答案是碳水化合物。除牛油果（事实上，牛油果是一种水果）之外，所有常见蔬菜中的碳水化合物含量都远多于脂肪和蛋白质。大多数的蔬菜基本上不含有脂肪，包括黄瓜、菜花、西兰花、土豆、红薯、南瓜和西红柿（也是一种水果）等。甚至在被吹捧为高蛋白蔬菜的豌豆中（实际上是一种豆科植物），其含有的碳水化合物为人体提供的能量也几乎是蛋白质提供能量的三倍。

只有在摄入过多不良碳水化合物的情况下（尤其是摄入得过多过快），我们的身体才会出现状况。摄入过多不良碳水化合物会出现什么问题呢？我想你已经知道答案了：脂肪过多、肥胖、嗜睡，患代谢综合征、前驱糖尿病或糖尿病以及其他各种疾病的风险增加。

思考一下，对于一个身材苗条、充满活力的女性来说，她每日通过饮食摄入的能量大约在 2 500 卡路里。那么持续 20 年，每天多摄入多少能量才会让她发胖呢？也许你的答案是每天多摄入 200 卡路里或 250 卡路里。但这两个数字都不对，甚至与正确答案相差甚远。

正确答案令人难以置信：如果她每天多摄入 1%（起初时为 25 卡路里）的能量，并且这些能量都转化为了她体内的脂肪，20 年后她就会增重 28 kg。也就是说，对于一个 20 岁，体重 61 kg 的年轻女子来说，她只要每天比前一天多摄入一丁点儿热量，20 年后她的体重就会接近 90 kg。而 25 卡路里只不过是 1/4 片面包的热量。

这些分量的食物很容易被人们所忽视，所以有这么多肥胖的人也就不会令人感到奇怪了。通过上面的介绍，我们可以了解到，即便是摄取食物时小幅度的增减，饥饿、饱胀和能量消耗，如果时常发生，就会对我们的身体产生深远的影响。这对于理解食物如何帮助我们调节饥饿感，识别哪些食物能够显著影响饥饿感和饱胀感意义重大。日复一日，但我们却没有认真计算过每顿饭的分量。

心智长寿达人比普通人健康苗条，是因为他们的饮食主要由对身体有益的淀粉构成，并且配之以适当的加工处理方法。淀粉和处理方法的结合是心智长寿达人和饮食习惯不健康的人之间的关键差异。在本章中，你将会了解到心智长寿达人应对碳水化合物负面影响的方法。

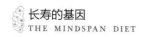

碳水化合物的"快"与"慢"

和以往的饮食风潮一样，近来，一些新的用语也被收纳到了饮食词典中，如"健康碳水化合物"和"不健康碳水化合物"（甚至还出现了"净碳水化合物"）。区分碳水化合物健康与否的首要因素是时间，即从食用开始（或是碳水化合物进入血液中开始）

到这些碳水化合物在血液中达到峰值所需的时间。时间越短，碳水化合物对身体产生的效应（通常是负面效应）就越显著。我习惯用"快"和"慢"而非"健康"和"不健康"来描述这些碳水化合物，因为机体的需求常常会发生变化，也的确存在"快"碳水化合物对身体有益的情形（如在高强度的训练中及训练后）。

血糖指数是评估含有碳水化合物的食物如何进入血液的标准方法。血糖指数是指血液中的葡萄糖水平，通过与参照组（葡萄糖或是白面包）对比，我们能够为食物的血糖指数进行排序。高血糖指数的食物提升血糖的幅度要高于中或低血糖指数的食物。进食适量时，高血糖指数食物能够让血液中的血糖迅速升至峰值，引发释发胰岛素，而这一影响能够持续数小时。

胰岛素是葡萄糖进入细胞的钥匙，能够关闭和开启葡萄糖进入细胞的通道，控制着细胞对葡萄糖的吸收。随着胰岛素迅速分泌到血液中，葡萄糖也会被细胞迅速吸收。不同于缓慢稳步的上升，胰岛素水平会迅速升至峰值，进而出现矫枉过正的现象：血糖和胰岛素水平在正常值之间来回往复。血糖急剧下降会让人体产生饥饿和疲劳感（使人有一种不可抑制的驱动力想要去横扫自动贩卖机）。不幸的是，进食高血糖指数碳水化合物常会

出现这种现象。当这种现象反复频繁
发生时，我们的身体调控系统就会精
疲力竭，甚至停止工作，导致身体产
生胰岛素抵抗、代谢紊乱综合征以及 2
型糖尿病前兆。

毫不意外，机体消化处理碳水化

"slow"carbs

"慢"碳水化合物

指从食用碳水化合物开始（或是碳水
化合物进入血液的时刻）到这些碳水
化合物在血液中达到峰值所用时间较
多的食物。

THE MINDSPAN DIET

合物的能力存在个体差异。但令人感到意外的是，我们发现拥有欧洲血统
的人比拥有亚洲血统的人更擅长消化淀粉和其他碳水化合物，尽管后者的
大米食用量居世界之首。相较于东南亚人（印度等），进食同样的食物后，
欧洲人的血糖指数明显更低，胰岛素反应也没有那么明显。而与亚洲人（中
国、泰国、越南、柬埔寨、日本和韩国等）相比，欧洲人的表现也要好得多。
这些数据表明，每个人都应该食用血糖指数较低的稻米品种。此外，这也
说明拥有欧洲血统的人在生理上进化出了更强大的碳水化合物处理能力。

一些常见的精制碳水化合物食物的血糖指数很高，这也是它们总体名
声不好的原因。尽管全谷类食物的血糖指数更高，如常见的全麦面包，但
依然被广泛推崇（它们受喜爱和追捧的程度甚至超过了意大利面）。饮食营
养大师坚称，即便是健康的碳水化合物食物也会增加人们罹患糖尿病的风
险，这使得人们本就混乱不清的饮食概念变得更加模糊。随着这些模糊不
清的信息散播开来，许多心灰意冷、茫然无措但有健康意识的人索性就把
所有碳水化合物都丢到了营养垃圾堆。

这些混乱信息模糊了人们的健康观念，使得人们不知道意大利面和一
些常见稻米的血糖指数要远低于常见的全谷食物（如全麦面包），而这一
结果的发现事实上已超过 25 年。同时，它们让人们很难了解到，实际上
饮食达人那些含有丰富碳水化合物的饮食习惯的全因致死率最低，而这一
结果已经得到了多项研究的证实。它们也让人们没能了解到那些摄入碳水

化合物最多的国家、地区和个体，罹患糖尿病的风险非常低，而这一结果早在 80 多年前就已经被证实。一般来说，摄入碳水化合物最多的国家是日本和意大利，而这两者也是心智寿命发展最佳的国家。随着西式饮食、生活习惯在这些国家的流行，这些国家人口的 2 型糖尿病发病率从一个世纪前的最低值开始直线飙升。

事实上，富含"慢"碳水化合物的饮食的全因致死率是最低的，这也证实了心智长寿达人传统饮食习惯在健康方面的积极意义。

"快"碳水化合物的危害

对于糖尿病患者来说，要尤为注意控制"快"碳水化合物的摄入，因为"快"碳水化合物的消化和吸收会导致血糖升高。而非糖尿病患者也要注意控制"快"碳水化合物的摄入，因为过量的血糖会导致体内脂肪增多，对组织造成伤害，提高人们罹患 2 型糖尿病的风险。

在"快"碳水化合物中，糖类扮演着胶水的角色，它能够吸附住血液中的血红蛋白这样的蛋白质。这些糖类胶水被称为晚期糖基化终末产物（advanced glycation end products，简称 AGEs），是造成器官和组织硬化，加速人体衰老的罪魁祸首。硬化过程对身体造成的伤害极大，尤其发生在心脏和脉管系统的硬化是最致命的。

AGEs 在细胞内外都能够生成，在皮肤组织处生成会产生皱纹，在血管处生成会造成动脉硬化。人类机体有防止和修复 AGEs 造成伤害的机制。然而，频繁摄入高剂量的糖类会导致机体的应对机制瘫痪，从而使 AGEs 永久地留在我们体内。

绝大多数灵长类动物和人类在进化过程中食用的食物血糖指数都比较低。试想一下，对于远古的祖先来说，打猎，采集食物，慢条斯理、有步骤地吃掉食物的过程会贯穿他们辛劳的一天。他们食用的食物与今天高血糖指数和高铁含量的碳水化合物大餐相比，当下饮食对人类身体造成的负荷在各个历史时期中是绝无仅有的。高碳水化合物会加速人体的衰老速度，对于糖尿病患者来说，即便严格控制血糖含量，他们的衰老速度也要比正常人更快，如皮肤会过早地出现皱纹，老年病发病时间提早，病情发展过程也更迅速。一般来说，肥胖的人常会过早地死于一些常见于老年人身上的疾病（心脏病、中风和癌症）。因此，降低血糖峰值的好处有，可以提高身心的耐力和能量，降低体内脂肪含量，降低情绪波动，延缓生理老化速度，让人重焕年轻面貌。

高血糖对非糖尿病患者的皮肤和其他组织也是有伤害的。如果血糖控制情况不佳，长时间保持低血糖指数饮食习惯也可以让你青春永驻。高血糖对外在皮肤的伤害同样会发生在体内，降低血糖不仅可以使身体更加健康，而且还会让人更具活力，而这些还不是降低血糖能够带来的全部益处，血糖降低还会提高你的消化能力，让你感觉轻盈灵巧许多。

降低血糖带来的所有这些好处都能够显著改善我们的情绪。除此之外，也有一些其他的原因使得我们愿意去降低血糖。在一顿高卡路里的大餐（尤其是富含"快"碳水化合物的大餐）之后，我们会产生低落嗜睡的感觉，这是因为高卡路里食物使机体产生了对血糖摄入的渴求，引发餐后抑郁的状态，这是对餐后嗜睡状态的一种奇特的描述。过量摄入含"快"碳水化合物的食物会加剧这种嗜睡感。即使你不去管理体重问题，通过避免摄入会带来能量垃圾的食品就会显著提升我们长时的健康状态和生活质量。

诱发疾病的"强化谷物"

"富含"和"强化"这两个词都会让人们联想到促进健康之意。事实上，食品销售人员常常会吹捧他们的产品都"富含"或"强化"了某些健康元素。

例如，在今天的美国，人们从饮食中摄取的铁元素大约有一半来自强化谷物产品。

毋庸置疑，一些精制谷物产品并不是上佳的食物选择，除了含有大量铁元素外，它们还会对健康产生消极影响。但正是由于添加了铁元素，那些我们自认为正确的与精制碳水化合物食物相关的观念就都错了。20世纪40年代，强化铁面粉开始在英国和美国出现，针对素食展开的规模最大的研究也是在这两个国家进行的。研究结果发现，对于经常食用精制谷物食品的人来说，强化铁损害了素食对人体的健康意义。这一结果大大颠覆了素食能够降低患病率和死亡率的流行病学推论。在非素食主义者的碳水化合物饮食中也存在着这样类似的错误观念。

在上一章中，我提到的一项重要研究的研究结果表明，坚持地中海饮食习惯的人往往有着更大的大脑结构和容量。通过分析饮食习惯和大脑发展的关系不难发现，促进大脑发展最关键的因素在于，地中海饮食习惯中的红肉摄入量较低。但是与以往对地中海国家研究取得的一致结论相反，这一研究发现了谷物在大脑发展中的消极作用。[①] 我对这一结果并不感到意外，因为他们的研究对象主要是美国人，而美国人主要食用的谷物食品都是富含铁元素的"快"碳水化合物。他们食用的大米和日本心智长寿达人食用的大米并不相同，美国人食用的小麦制品可能大多是铁元素含量过多的面包和早餐谷物，甚至他们吃的意大利面也与地中海里维埃拉地区居民喜爱的碳水化合物不同，而其中关键的差异就是铁元素含量。

大多数人认为，碳水化合物会提高人们患糖尿病的风险，但实际上铁元素是诱发糖尿病的更大风险因素，它比低血糖指数碳水化合物更容易引发胰岛素的大规模释放。红肉能够引发的胰岛素反应（每克食物）大约是

---

① 这一研究的研究结果在统计学上不显著，也许是因为研究样本不够大。

鱼类食物的两倍。更令人意想不到的是，红肉引发的胰岛素反应竟然会是相同重量意大利面的两倍多！所以，食物中过量的铁元素才是引发糖尿病的首要潜在风险因素，而不是健康的碳水化合物和面筋。

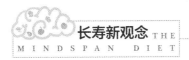

长寿新观念 THE MINDSPAN DIET

面筋是小麦、大麦和其他一些谷物食品中存在的蛋白质混合物。当前，世界范围内正在兴起一股反面筋蛋白热潮。甚至在根本不含有面筋的食品标签上都会看到"不含面筋"的字样，如坚果和各种油类食品。

面筋的确会给人体造成很大伤害，但这只限于非常小的一部分人群。最近，一项采集了 13 000 多份样本的多中心研究结果显示，乳糜泻（一种自身免疫性缺陷疾病，患有这种疾病的人在摄入面筋后会产生危及生命的肠道损害）的实际发病率不到总体样本的 1%。但目前一些健康养生大师却声称，面筋会威胁所有人的健康，无论人体出现任何不舒服症状，从关节痛到体重增加，再到健忘，甚至是阿尔茨海默病，这些大师都将病因归咎于面筋。但除了极少数患有乳糜泻的人可以支持这一说法外，这一观点实则论据薄弱，根本站不住脚。

我认为，经常抱怨自己身体、大脑和肠胃不舒服的人是存在健康问题的。但对于他们中的绝大多数人来说，问题的关键不在于含有面筋的饮食。要知道日本和地中海地区的心智长寿达人同样会进食大量小麦，含有大量铁元素的谷物反而进食很少。铁元素会造成人体肠胃发炎、感染，甚至有致癌风险，而且过量的铁元素对所有人都存在影响，这种影响不仅局限于患有自身免疫性缺陷的一小部分人。如果你所在的国家以含有大量铁元素的小麦为主食，那么当你将小麦从饮食列表中勾掉后，你的肠胃会舒服许多。你可以试着吃一些铁元素含量不多的小麦食品，如果仍然觉得不适，那最好去做一下乳糜泻检查。

一种不存在于大多数人身上的健康问题被硬生生制造出来是反面筋运动存在的一大隐患。那些对面筋不敏感却认为自己敏感的人开始寻找含面筋食品的替代品，而他们找到的这些替代品要比含面筋食品差得多。不含面筋的意大利面由大米、糙米以及其他各种谷物制成，其血糖指数比用标准小麦做出的意大利面高得多，有些甚至超过了 100，甚至一些全谷意大利面的血糖指数都要接近 100。这一现象不禁让我想起反式脂肪酸曾经面临的艰难处境。由于一些极端的认识和夸张的言辞，一个个小问题被不断放大。此外，将注意力放在面筋上阻碍了人们对更严重的、实际存在的铁元素问题的关注。

出于促进健康的意图，人们制造出了各类强化铁食品，但只有少量且足够的铁元素才不会对人体产生健康威胁已是被证明的事实。正如我们在第 4 章中所提到的，2006 年，有 50% 处于生育年龄的日本女性缺铁（体内血清铁蛋白含量还不足 20 ng/mL），日本一度成为缺铁人口比例最高的发达国家。这一事实引发了人们的深切担忧，一些科学家对日本女性的缺铁情况尤其担心。但事实上，缺铁并不足以成为一个值得人们担忧的问题，它只是为人们提供了一个可供参照的标准。在缺铁的统计数据和日本女性高寿（日本女性是世界上最长寿的群体）的事实之间存在着巨大的割裂，这难免让人感到震惊。

发达国家居民目前的铁元素过量情况起始于 20 世纪中叶。在 1950 年，许多欧洲国家和美国大多数州通过立法手段强制人们食用强化铁元素含量的谷物面粉和面包。但这一政策背后的问题是，政府的这一决定是以大萧条时代的数据为基础的，而在这些法律实施时，由于战后人们饮食中的红肉摄入量激增，这些国家日常饮食中的铁元素已经大大超标了。

强化铁元素谷物食品的问题在于，铁元素和分解谷物淀粉得到的大量单糖会被人体迅速吸收，这对身体十分有害，这一完全非自然形式的组合会给身体造成史无前例的巨大压力，尤其是对血管与调节胰岛素和血糖水平的胰腺而言。

　　瑞典和丹麦是推动强化铁食物的先锋，这两个国家在美国和英国之前强制推行了强化铁元素含量的食品项目。领土面积小、同质性比较高让这些国家能够领先于规模较大的西方同伴快速着手实行这些食品议题。为什么我要着重提到这两个国家呢？这是因为，基于现代饮食中含有过量铁元素的事实，以及大量科学研究证据和人们对过量摄入铁元素的危害更深刻的理解，这两个国家已经废除了推行强化铁元素含量食物的举措。

截至 2015 年年中世界范围内强化铁食物推行的情况

◆ 有 82 个国家通过立法手段推行强化铁小麦粉（只有澳大利亚没有强制推广强化铁食物）。

◆ 有 13 个国家通过立法手段推行强化铁玉米类食品。

◆ 有 6 个国家通过立法手段推行强化铁大米。

◆ 美国是世界上唯一一个强制推行三种强化铁食物——小麦粉、玉米类食品和大米——的国家。

◆ 哥斯达黎加要求强化以上三种食物中的各类营养物质，但至今没有推行强化铁大米。

◆ 世界上约有 30% 的小麦粉都添加了过量铁元素。

◆ 世界上约有 50% 的玉米面粉都添加了过量铁元素。

◆ 世界上约有 1% 的大米添加了过量铁元素。

◆ 推行强化铁食物的政策可能对发展中国家人口而言是有益的，但对于发达国家来说，强制推行可能造成失控的局面，因为发达国家人口食物中的铁元素供应已经过量了。一般谷物早餐中含有的铁元素已大大超出了人们的想象：一份强化铁面粉含有的铁元素大约占每日推荐铁元素摄入量的 50%，一份葡萄坚果麦片的铁元素含量大约占铁元素每日营养摄入量的 90%。

不论如何测量，这些剂量的铁元素对于均衡膳食来说都是过量且没必要的。但更令人吃惊的是，正如我们在前一章所提到的，美国食品标签上的铁元素每日营养摄入量（每 2 000 卡路里含 18 mg）都是针对正常行经的女性而言的。对于男性和其他阶段的女性来说，这一数值应在 8 mg 左右。如果想要最大限度地发展人体的认知能力，延长心智寿命，研究结果建议的铁元素摄入量大约应为估值的一半，也就是说 4 mg（根据体重不同，可以在 3～5 mg 范围内上下波动）是理想的每日铁元素摄入量。针对这些成年人重新进行计算，如果采纳政府建议的铁元素摄入量，即每天摄入 2 500 卡路里热量的话，一份 200 卡路里的高铁含量谷物早餐包含的铁元素总量为每日推荐营养摄入量的 450%，提供的能量占人体每日所需能量的 8%，超过正常值的 56 倍。根据我推测的人体对铁元素的需求，一些谷物早餐中含有的铁元素是正常水平的 100 倍之多。

就我个人而言，我认为含有如此剂量铁元素的谷物对人体的危害很大，而对于我的祖母来说，这些谷物却是她早餐的主要成分。在我外祖母的神经退行性疾病逐步恶化的过程中，我发现她竟然在往晚餐食用的雪利酒中添加麦片，幸好我及时阻止了她。不过那时，我并不知道这些食物的危害。在患上神经退行性疾病之前，我的祖母食用麦片已有好多年了。那时，人们还普遍认为高铁含量的食物对维持人体健康和活力至关重要。然而现在，这一潜藏的健康隐患却可能是造成我外祖母认知能力衰退的罪魁祸首。

铁元素摄入过量不仅存在于成年人身上。许多婴儿配方奶粉中的铁元素含量也远超过母乳，有的甚至会高出母乳十倍之多。这也解释了为什么喝配方奶粉长大的孩子体内的铁元素存积更高，并且更容易患上感染性疾病和婴儿猝死综合征。

全谷类食物没有想象的那么好

正如我们在第 3 章中讨论的那样，主流生物医学和营养学学科领军人物将地中海饮食对心脑血管和大脑的积极作用归功于当地居民饮食中的全谷食物。这其实是主流科学编造的最大神话。

直到过去几年间，在普罗旺斯—阿尔卑斯—蓝色海岸地区、利古里亚、皮埃蒙特和撒丁岛的许多居民才开始接触到全麦面粉。就目前来说，全麦面粉在这些地区依然很少见。大多数皮埃蒙特人能够识别糙米，但这只是因为皮埃蒙特是欧洲糙米的第一主产地，而并非是因为皮埃蒙特人主要以糙米为食。事实上，这些地区居民食用的稻米主要是经过研磨的大米。那西班牙、法国、希腊和意大利的情况又如何呢？实际上，这些国家的居民食用的几乎也都是大米。

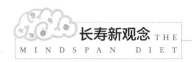

长寿新观念 THE MINDSPAN DIET

像稻米和小麦这样的谷物的种子一般都包裹在坚硬的纤维外壳之下。通常情况下，人们食用的谷物的外壳都被脱掉了，但全谷食物却不是这样，它们的外壳完好无损。外壳无损或部分无损的谷物的黏稠性以及其中包含的纤维延缓了小肠对这些食物的消化吸收速度。

经过精细研磨的谷物则没有这一效果。用精细研磨的面粉做出的全麦面包同白面包的血糖提升效果一样。大多数全谷食物和精加工谷物之间的首要差别在于，全谷保留了更多的纤维麸皮和胚芽。市面上销售的绝大多数全谷食物都是由精细研磨的面粉制成的，也正因为如此，其潜在的健康益处也就不存在了。而且，这些全谷食品中残留的纤维成分也是经不起推敲的，尤其是在经过精制研磨后，这些食物中的天然谷物油只会以更快的速度氧化。

相反，像大米和珍珠大麦这样外部麸皮和胚芽都被脱除了的谷物并不属于全谷食物。这些谷物保留着完整的淀粉胚乳，这是其保持着黏稠性的原因所在。许多完好无损的大米和珍珠大麦都比全麦面包这样的全谷食物的血糖指数要低。意大利面由硬质小麦研磨粉制成，经过研磨之后，这些硬质小麦粉能够积聚在一起，形成与完好无损大米类似的黏稠性形式（在意大利面中，有一种粒粒面甚至被制作成了大米的形状）。类似地，粗麦粉也是一种由面粉颗粒重新积聚形成的富有黏稠性的硬质小麦粉。

所以，对于选择食物，我们应持有的基本原则是：所谓的全谷食物并不一定对身体有益，而像低血糖指数大米和珍珠大麦这样一些"精制"谷物食物给我们的健康带来的益处要比全谷食物大得多。

亚洲饮食也是如此，如全谷食物和红薯就分别是日本本岛居民和冲绳岛居民的主要食物。全谷食物对人体健康有害的说法可能会让日本人感到困惑，因为他们食用的大部分稻米都是大米。冲绳岛居民用红薯换取大米的历史已有60多年了。在过去的55年间，红薯为他们提供的能量只占食物提供的全部能量的一小部分（大约只有1%）。这些事实使我们不得不思考这样一个问题：相较于意大利面和大米这样的精制谷物来说，全谷食物到底对人体健康是更有益还是更有害？我们不知道答案，唯一可以确定的是，心智长寿达人都会进食更多的精制加工谷物。

然而，我同意原始人饮食研究领域的领军人物罗兰·科丹（Loren Cordain）的说法——全谷食物存在着健康隐患。谷物是植物赖以繁殖的部分，所以在进化过程中，植物进化出来了一些保护谷物不受毒素和抗营养素等侵蚀和消化的物质，这些物质包括皂苷（类似于洗涤剂，可能会引起肠漏的化合物）、植酸、凝集素和其他毒素。全谷食物中含有大量毒素和抗营养素，且多集中在谷物外层的麸皮、胚芽和外皮（外壳）中，它们像武士的盔甲一样，抵御着来自外部环境的侵蚀。

科学家在观察研究大量进食草类和谷物的动物（如奶牛、山羊和公牛）时发现，尽管在某类食物很充足的情况下，这些动物还是会从一类食物转换到另一类食物。对于其中的原因，科学家们认为，这些动物已经进化出了判断食物的直觉，这种直觉能够帮助它们将从食物中摄取的毒素最小化。从这些小动物身上可以看出，最常见的谷物并不是对健康有益的最佳选择，并且我们要像积极规避不健康精制谷物（如高铁元素含量的发酵白面包三明治）一样，也要认真主动地避免进食全谷食物。

在美国，常见的经过发酵，有着棕色外观的全麦面包有着很高的血糖指数。除此之外，这种全麦面包也是白面包三明治的一个翻版。当然，全麦面包含有更多的纤维，还包括能够降低人体对铁元素吸收的植物酸。但是小麦麦麸和不溶性纤维在事实上会造成便秘和肠易激综合征的恶化。全麦中还含有容易被氧化的脂肪，不妨用氧化菜籽油或豆油来替代。再加上一些防腐剂和高果糖玉米糖浆，你就能够制作出一道受到广泛推崇和建议的准地中海饮食了。

将全麦面包与通过发酵方法制作的传统白面包、嚼劲十足的意大利面以及最佳大米相比，后三种食物不仅血糖指数更低，铁元素含量也更少。此外，由于这些食物中的脂肪都被去除了，所以人们可以在食用时适当添加一些新鲜脂肪和食用油（如乳酪和橄榄油）。

虽然我喜欢早餐燕麦（尽管我常在其中掺入至少半份大米或大麦），新鲜烘焙的全麦面包、黑麦面包和荞麦面条以及其他一些全谷类食品。但在事实面前，我们的偏好应退居其次。这些事实是：心智长寿达人身体健康，心智寿命得到了充分发展，其中最主要的原因就是他们以精制谷物为主食。

LIGIR，最好的碳水化合物

需要强调的是，这里的最佳碳水化合物还是指心智长寿达人食用的那些碳水化合物，也就是血糖指数很低的精制碳水化合物。你可以通过缩写"LIGIR"（low iron and glycemic index refined）来记住这些碳水化合物，并根据它们来调整自己的饮食。

除了能够使人们健康长寿之外，最佳精制碳水化合物（没有强化铁元素含量的那些碳水化合物）和全谷食物的差别还在于：

◆ "全麦"面包并不是 100% 由全麦制成，而是由全麦和强化铁元素含量的白面粉制成。

◆ 相较于精制谷物来说，全谷食物能够降低人体内的维生素 D 含量，阻碍人体对诸如镁、钙、锌、硒（以及铁元素）等矿物元素的吸收。目前，人们还不清楚全谷食物为什么能够降低人体血液中的铁元素含量。

◆ 一些稻米的米糠中存有砷元素。所以，对身体最有害的稻米是糙米，最健康的是蒸谷米。后者含有的砷元素含量不足一般大米的 1/3，不足糙米的一半。

◆ 大米是血糖指数最低的稻米之一，就算是对 2 型糖尿病患者来说，大米的血糖指数也很低，是可以放心食用的食物。大麦的血糖指数也很低。

◆ 相较于精制谷物，全谷食物含有较高水平的可氧化脂肪。这些脂肪中的 Ω-6 和 Ω-3 多不饱和脂肪酸比例并不理想，这一点我们将在下一章中详细介绍。燕麦中的脂肪是最不健康的。燕麦中含量很高的脂肪能够很快氧化，释放出腐臭的气味。糙米中的脂肪含量只有燕麦的一半之多，但也存在和燕麦同样的问题。大麦中的 Ω-6 和 Ω-3 多不饱和脂肪酸的比例要好得多，就算是全谷大麦，其中含有的脂肪也不过是全谷燕麦的 1/3。珍珠大麦的脂肪含量是全谷大麦的一半。大米中的脂肪含量最少。

◆ 谷物中的毒素和抗营养素大部分存在于谷物种子的麸皮和胚芽中。举例来说，麦胚凝集素只大量存在于胚芽中，淀粉胚乳中完全不存在。

麦胚凝集素和许多疾病都有关。去掉了全麦和糙米等一些全谷食物的外壳，只保留有麸皮和胚芽，那么这些谷物中仍会含有毒素。而精制小麦粉和大米只保留了淀粉胚乳，所以它们几乎不含有任何种子毒素。

◆ 许多全谷类早餐燕麦含有过量铁元素（精制谷物早餐燕麦也是如此），所以应尽量避免食用这些食物。这些食物常常会以健康食物的名义在市面上销售，但事实上，它们完全与健康是背道而驰的。

◆ 便秘是最常见的一种胃肠疾病。事实上，谷物的麸皮和不可溶解的纤维会导致便秘恶化和肠易激综合征。

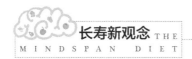

选择更多含有丰富碳水化合物的食物，尤其是血糖指数较低的谷物和淀粉。确保摄入的 45% ~ 60% 的饮食能量来自健康的碳水化合物，主要是蔬菜和 LIGIR 碳水化合物。含有丰富 LIGIR 碳水化合物的食物包括高直链淀粉（尤其是蒸谷米）、红薯、意大利面以及各种豆类，如扁豆、豌豆、鹰嘴豆和鹰嘴豆豆泥等。

以下几条建议可以帮助你做出最佳选择：

1. 不要选择添加铁元素的碳水化合物。尽管美国和其他一些国家的大米和小麦食品中都添加了铁元素，但在人口心智寿命得到充分发展的国家和地区销售的大米和小麦食品多数都没有添加铁元素。在采购时，应尽量避免标签上带有"铁"字的食品。餐馆中的谷物食物常常也含有过量铁元素，所以外出吃饭时，要注意核查以避免摄入过量的铁元素。

2. 选择血糖指数较低的食物。一些对健康有益的属性使得这些谷物的血糖指数很低。

3. 特定的淀粉通过转化能够形成健康的形式，这些新形式部分或全部都是耐消化吸收的。直链淀粉含量高的谷物和淀粉，如印度香米或其他常见的长粒大米，非常容易完成这种转化。

4. 特定的制作方法能够将这些淀粉转化成不可消化的形式。蒸煮过后进行冷藏能够提高这些淀粉的抗消化能力。如蒸谷米，由于事先经过了蒸煮、冷冻和晾干的过程，所以蒸谷米的血糖指数是最低的。

管理你的碳水化合物

影响人体健康的并不只包括我们进食的碳水化合物种类，还包括了人体消化这些碳水化合物的方式。延缓和降低血糖峰值的关键在于延缓本身。许多人口心智寿命得到充分发展的国家和地区以休闲用餐的传统闻名于世。研究发现，进食缓慢的人通常来说吃得更少，也不容易产生饥饿感，并且与进食快的人相比，进食慢的人更不容易发胖。锻炼同样能够有效降低血糖峰值。所以，如果你经常进行体育锻炼（人口心智寿命得到充分发展的国家通常有着很浓厚的运动氛围），你的机体会更容易应对摄入的血糖。

日本居民的传统饮食是慢条斯理、不慌不忙的。日本有句俗语"Hara hachi bun me"（又作"Hara hachi bu""），意为"吃饭吃到八分饱"。这句话的意思不是说要让你少吃，而是说胃部需要时间来感受饱腹感。地中海地区的饮食以其悠闲的节奏（那里的人们在午餐和午睡时一般要悠闲地花上2 ~ 3个小时）和社交功用而闻名。你的午休时间也许没有这么多，但你可以尽量延长午餐时间，尽情享受悠闲的午后时光。

食物的制作方式也会对健康产生重要影响。烹饪得当（没有过度烹饪或过于软烂），且没有经过过分咀嚼的话，意大利面和大米中的淀粉成分就会消化得很慢。在日本这样人口心智寿命得到充分发展的国家中，当地居民常食用越光米和印度香米，而这些米中都含有很多的直链淀粉成分，这有助于延缓肠胃消化的速度。

在日本和地中海地区，同样有另一种方法可以帮助人们延缓对碳水化合物的消化：在一顿饭后的稍晚些时候再进食碳水化合物食物。这在西方人听来可能有些奇怪，但传统的日本饮食就是按照规定好的顺序进食的。最简单的日本传统饮食由四个主要部分组成：汤（通常是味噌汤）、米饭、泡菜和绿茶。每一顿饭几乎都是从喝汤开始的。复杂一些的正式餐饮会包括其他一些菜肴（蔬菜、鱼类和其他肉类），这些菜肴的食用顺序也是固定的，并且每一餐都是从喝汤开始，以米饭、泡菜和绿茶作为结尾的。

地中海地区的饮食习惯多种多样，但他们同样有着确定的顺序。汤、沙拉、乳酪和腌制小食（如橄榄）一般都在正餐前使用。"Antipasti"（德语，意指开胃菜）和"hors d'oeuvres"（法语，意指开胃菜）分别是德语和法语中专指餐前食物的名词。大多数讲英语的人都认识这两个词，因为餐前开胃菜都是这些饮食中的既定组成成分。了解了心智长寿达人的饮食习惯后，我们不难得到这样的启示，即在日常生活中，应该要食用大量 LIGIR 碳水化合物。在食用之前，我们通常也可以喝一些汤，吃一些沙拉（加醋）、乳酪、橄榄和少量鱼肉（尤其是腌制过的鲱鱼和沙丁鱼）。而我也建议你可以尝试一下他们的饮食内容，在第 13 章中有具体的制作食谱和建议。

总而言之，与实验室的研究不同，人们通常会以特定的方式食用碳水化合物，并且和其他食物一起食用能够有效降低这些食物的血糖指数。蛋白质、脂肪、高盐以及特定种类和数量的纤维能够延缓人体对碳水化合物的消化和吸收。

盐的"好"与"坏"

当前，尽管日本人仍然在人类心智寿命水平上处于领先地位，但在20世纪后半叶，日本人的生理寿命也出现了下滑趋势：在世界范围内，日本人的平均预期寿命处于中游位置，并且当时日本居民的人口中风比例约是今天的20倍。是什么给他们的健康带来了如此大的变化？答案很简单：一种最常见的调料——食盐。

20世纪50年代，日本第一次在全国范围对饮食中的含盐量进行了测查。在这次测查中，一个事实清楚明白地突显了出来：日本人的人均盐摄入量远远超出了世界平均水平，尤其是在日本北部地区，个别地方的人均摄入量甚至超过了每天11 000 mg钠（相当于超过了28 g，或者说相当于体重不足68 kg的人每天摄入的盐超过了28.35 g）。那时，人们还不清楚食盐与中风之间的联系。

到了20世纪60年代，研究者发现了食盐、血压和中风之间的关系。日本开始举全国之力控制和降低人们的食盐摄入量。随着日本人盐摄入量的降低，死于中风的人数也在迅速下降。目前，日本人的盐摄入量依旧很高（每天超过5 000 mg钠），北部地区更高，这也解释了为什么相较于日本北部地区，南部地区人口的寿命有了一梯度的升高。然而，令我们感到困惑的是，随着日本居民食盐摄入量的降低，人群中的2型糖尿病患病率却上升了。

日本和其他国家的科学家发现，高盐摄入量能够降低食物的血糖指数，促进胰岛素活动。但我并不建议大家通过摄入大量盐分来降低食物的血糖指数，因为有许多更加健康的方法能够达成同样的效果。日本饮食中的醋和其他调料就可以替代高盐来防止碳水化合物带来的血糖峰值。冲绳县居民是日本最长寿的人，但他们的食盐摄入量在全日本是最低的。

此外，冲绳位于日本最南端，气候相对较温热。这样的地理位置和气候因素使得冲绳人享有其他日本人不具备的两项优势。第一，排汗，他们可以通过排汗排出体内的大量钠元素（以及铁、钙和其他矿物元素），因而减少了他们罹患与盐摄入量过多相关疾病的风险。第二，相较于内陆居民，冲绳居民每天会饮用大量的水和茶，进而减少了盐和其他矿物元素带来的负面影响。炎热的天气也是其他人口心智长寿地区的特征之一。那里的居民可以通过排汗排出钠、铁等其他矿物元素，这也应该是锻炼有益身体健康的原因之一。

独特的日本饮食

在讨论日本冲绳居民的寿命和饮食的相关性时，你也许会好奇是否其他亚洲食物也具有类似的健康效果。毕竟，亚洲食物有着很多明显的相似点，中餐和日餐的相似点一定多于它和西餐的相似点。尽管日本菜和其他亚洲菜常常被归为一类，但它们只是表面相似而已。尽管同其他亚洲菜一样，日本菜也以大米为主食，但它们之间却有着本质的区别。

第一个区别就是我之前提到的进食顺序。传统日本饮食有着既定的进食顺序。基本的一餐包括开始、中期和结束三个环节和四个大体不变的构成（汤、米饭、腌制小菜和绿茶）。其他亚洲菜也包括这些构成，但又未必有着既定的顺序，一般来说没有日餐这么正式。

亚洲饮食的差异也体现在食物和宏量营养元素上。例如，与中餐相比，日本饮食多为发酵食物、鱼类、少量脂肪、油及更少的红肉（中国人进食大量猪肉）。因此，中国人摄入的动物脂肪和蛋白质要多得多，而这样的饮食也会增加人体对铁元素的摄入。

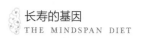
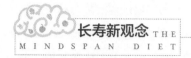长寿新观念 THE
MINDSPAN DIET

日本人的生理寿命和心智寿命都居世界首位，而位于日本南部的冲绳县居民又是日本人中寿命最长的。冲绳居民的长寿优势显而易见：目前，冲绳岛上居住的百岁及百岁以上老人是排名第二多地区数量的三倍之多。

从 20 世纪 70 年代起，冲绳居民的寿命和百岁老人数量都位居日本首位，乃至位居世界领先地位，不过后来情况发生了一些变化。首先，冲绳居民的整体寿命迅速下降。1995 年，冲绳居民的平均预期寿命在日本 47 个州县中排名第一位。然而仅在五年之后，它就跌到了榜单的中下游。2009 年，冲绳的百岁老人口数仍居日本第一，但在仅仅一年后的 2010 年，在百岁老人人口数的榜单上，冲绳就滑落到了第二的位置，2011 年又滑落到第三，后来又落到了第八，2014 年则跌落到了第 11 名。

为什么冲绳在长寿榜单上下跌得如此迅速？冲绳 90 岁老人的身上到底发生了什么使得他们活到百岁的可能性不断降低？其实主要有两项变化与冲绳地区在长寿榜单上的排名下跌有关：快餐的风行和红肉摄入量的增长。在 20 世纪下半叶，冲绳成为了美军在亚洲的最大驻扎基地。随着美军的进驻，西方快餐大规模涌入。就在不久之前，冲绳地区快餐店的数量居日本之首。正是快餐店的快速涌入让冲绳居民付出了健康的代价。

冲绳居民的红肉摄入量也发生了变化，从 20 世纪 50 年代中叶每人每年只吃 4.5 kg 红肉，到 20 世纪 90 年代中叶每人每年食用 54 kg 红肉。在这 40 年间，冲绳人的食肉量从日本最低一跃成为日本最高。因此，在红肉摄入量增加和快餐大规模扩展之后，冲绳在长寿榜单上失去无人能敌的领先地位也就不足为奇了。

冲绳人的基因并没有改变，发生改变的是他们的饮食习惯。冲绳地区的案例为我们提供了一个清晰有力的证明，即饮食会影响我们的健康和寿命。

传统冲绳饮食和日本本岛以及中国居民的（尤其是中国福建地区）饮食有很多相似点。冲绳饮食和中国饮食一样简单易做（中国菜的"煸炒"方式在冲绳很受欢迎），但前者有着日式既定顺序的仪式习惯。和其他日本人一样，冲绳人在吃饭前都会喝一碗用发酵食物做成的汤。

在冲绳食物大范围西化之前，他们食物中的宏量营养元素和日本饮食十分相近。尽管他们吃的食物和中国相似，但相较来说，冲绳居民进食的红肉更少，即便在1990年后他们食肉量增多后也是如此。总的来说，日本饮食和进食方法并不是最大限度延长人口生理寿命，发展心智寿命的必要条件，加入其他关键因素后，其他亚洲地区的饮食也会带来类似令人惊喜的效果。这些因素对日本饮食具有的长寿作用格外重要。减缓进食速度、特定的进食顺序（先喝汤再吃碳水化合物）和餐饮中的食物搭配都能显著地延缓食物的消化过程，给身体带来渐进的积极影响，使我们持续感受到饱腹感和满足感。

爱上"好"脂肪，远离"坏"脂肪

我现在最需要的是爱，不过来一点巧克力也无伤大雅！

——《史努比：花生大电影》中露西的台词

THE

MINDSPAN

DIET

"脂肪"这个词儿能够唤起人们强烈的情感反应，它常用来指营养过剩，包含多种消极含义。在减肥人士的词典中，"脂肪"中的"脂"常常和不健康状态、懒惰、能量低、缺乏自制及一些更糟糕的词语有关。但在过去的 10 年间，膳食脂肪完成了一次完美的逆袭，在人们眼中，它再也不是对健康有害的恶魔了。事实上，人们相信大多数膳食脂肪（包括被妖魔化最严重的饱和脂肪酸）是健康饮食的必要组成成分。但人们对区分不同的脂肪仍感到困惑不解，有时甚至认为自己需要一名生物化学博士来帮助其区分这些膳食脂肪。下面就是对一些必要膳食脂肪的详细介绍。

必需脂肪酸，生命活动的基础

一些脂肪不仅对身体有益，还是维持生命的必需物质，我们称之为必需脂肪酸。必需脂肪酸必须通过饮食摄入，人体没有办法合成。我们可以从植物和海洋微生物中获取必需脂肪酸。即便是动物蛋白中含有的必需脂肪酸也是间接从植物和海洋微生物中获取的。例如，鱼肉中的必需脂肪酸是从食物链底端的浮游生物中获取的。

所有的必需脂肪酸都是多不饱和脂肪酸，主要有两种类别：Ω-3 和 Ω-6

（又被称作 n-6 和 n-3）多不饱和脂肪酸。Ω-3 多不饱和脂肪酸又可以分为三个主要类型，二十碳五烯酸（EPA）和二十二碳六烯酸（DHA）多存在于鱼类和贝类中，α - 亚麻酸(α -LA)则主要存在于植物中。在以上三种 Ω-3 多不饱和脂肪酸中，DHA 和 EPA（合称为"鱼类 FAs"）最为重要。DHA 是脑细胞膜的主要构成成分，DHA 和 EPA 共同调节着人体的免疫和感染反应。这些类型的 Ω-3 多不饱和脂肪酸与心智寿命衰退和神经退行性疾病息息相关。每个人都需要充足的 DHA，尤其是孕妇和哺乳期的母亲，因为母乳中的 DHA 是促进婴儿头脑发育至关重要的营养元素（这也是母乳喂养大的孩子大脑中的 DHA 多于奶粉喂养大的孩子的原因）。

理想情况下，体重为 45 kg 的人每天要摄入总计 200 mg 的 DHA 和 EPA（所以，如果你体重达到了 68 kg，那么在理想状态下，你每天要摄入 300 mg 的 DHA 和 EPA）。研究发现，过多摄入 DHA 和 EPA 并不会对身体有益，反而会起到反作用。对于使用心脏除颤仪的人来说，如果每天服用深海鱼油补充剂补充 1.3 g 的 DHA 和 EPA，在他们接受除颤治疗时，则需要相应加大除颤力度。

我们同样可以从特定的鸡蛋中获取 DHA 和 EPA。用含鱼肉、特定海藻和鱼油的饲料喂食母鸡，由这些鸡产下的鸡蛋中就含有相当可观含量的 DHA 和 EPA。近来，科学家成功将在鱼类体内的合成 DHA 和 EPA 的基因转移到了植物上。目前，这些转基因植物只能够产生少量的 DHA 和 EPA，但在不久的将来，这些转基因植物有望为我们提供现在每日需要从鱼油中获取的 DHA 和 EPA。考虑到包括口味在内的多种因素，我建议大家从鱼类、海产品和鸡蛋中获取 DHA 和 EPA，不到万不得已不要食用补充剂。蛋奶素食主义者可以从鸡蛋中摄取 DHA 和 EPA。严格的素食主义者可以从藻类食物中摄取 DHA 和 EPA。

1:1，多不饱和脂肪酸 Ω-6 和 Ω-3 的最佳配比

理想情况下，我们应该摄入同等剂量的 Ω-6 和 Ω-3 多不饱和脂肪酸。一些科学家估计，我们的祖先在进化史上摄入的 Ω-6 和 Ω-3 多不饱和脂肪酸的比例在 1：1 到 4：1 之间。而在今天西方人的一般饮食当中，Ω-6 和 Ω-3 多不饱和脂肪酸的比例常常超过了 10：1，这造成人们摄入了太多的 Ω-6（直接摄入源为全谷和油类食物，间接摄入源为用谷物饲料喂养大的动物）和太少的 Ω-3（通过海产品和贝类）多不饱和脂肪酸。目前，日本居民饮食中的 Ω-6 和 Ω-3 多不饱和脂肪酸比例大约为 4：1，处在可接受的范围内。

人们普遍认为 Ω-6 和 Ω-3 多不饱和脂肪酸摄入比例失调是造成发炎、心脏病、心脑血管疾病甚至是癌症和心理疾病的主要原因。尽管少量较短的 Ω-3 多不饱和脂肪酸能够转化成 DHA 和 EPA，但 Ω-6 多不饱和脂肪酸会阻碍这一转化过程的发生。鉴于多不饱和脂肪酸比例失调会产生诸多健康弊端，因此保持低比例的 Ω-6 和 Ω-3 多不饱和脂肪酸的摄入，人体将会保持更好的健康状态和更好的生物标记物（如更长的端粒）水平。所以，尽管地中海地区居民摄入的 Ω-3 多不饱和脂肪酸同美国以及其他西方国家一样多，但他们摄入的 Ω-6 多不饱和脂肪酸更少。因此，地中海饮食中的 Ω-6 和 Ω-3 多不饱和脂肪酸的比例更低。

举个常见食物的例子：鸡蛋。一般来讲，西方国家超市中售卖的鸡蛋的 Ω-6 和 Ω-3 多不饱和脂肪酸的比例是希腊和其他地中海国家的十余倍。这一差异源自蛋鸡所吃的饲料不同。

从长远来看，保持 Ω-6 和 Ω-3 摄入的平衡对人体至关重要，我们需要找到替代饲料来喂养为人体提供食物的动物，不能再用 Ω-6 和 Ω-3 比例严重失调的食物作为它们的饲料。现在，如果你要去超市采购，你可以选

择带有美国农业部有机认证标签的鸡蛋，这些鸡蛋都来自均衡喂食的蛋鸡，其中的多不饱和脂肪酸比例在可接受范围内。

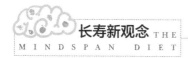

长寿新观念 THE MINDSPAN DIET

日本心智长寿达人的膳食脂肪摄入量是多少？[①] 主要来源是什么呢？表 8-1 中列出了日本居民主要的膳食脂肪来源。

表 8-1 日本（每天 55 ~ 70 g）

菜籽油（包括芥末籽油和油菜籽油）	17%
豆油	15%
鱼类和海产品	11%
肉类，不包括家禽	9%
奶制品	7%
鸡蛋	7%
大豆	5%
谷物	5%
家禽	3%
植物脂肪总计	57%
动物脂肪总计	43%

地中海地区心智长寿达人的膳食脂肪又是多少？主要来源是什么呢？表 8-2 中列出了地中海地区居民主要的膳食脂肪来源。

表 8-2 地中海地区[②]（每天 54 ~ 130 g）

橄榄油	25%
肉类，不包括家禽	15%
奶制品，不包括黄油	13%

---

① 主要来自联合国粮食及农业组织（FAO）的复合数据，反映的是 1961 年到 2011 年这 50 年来的平均值。

② 撒丁岛牧羊人传统饮食中的脂肪摄入量。

续前表	
豆油	8%
动物脂肪	6%
黄油	5%
葵花籽油	5%
家禽	3%
鸡蛋	2.5%
植物脂肪总计	56%
动物脂肪总计	44%

当脂肪遇到铁元素

尽管 Ω-3 多不饱和脂肪酸对健康有益的说法广为大众所熟知，但它也并非没有一点负面作用。一些扎实可靠的科学研究发现，大量摄入 Ω-3 多不饱和脂肪酸会引发诸多健康问题，而这些问题背后的根本原因可能是氧化。

如果对艺术有一些了解，你可能知道绘制油画的油彩主要由酪蛋白（一种牛奶中的蛋白质）和亚麻籽油（也叫做亚麻油，含有丰富的 Ω-3 多不饱和脂肪酸）制成。当它们在有氧环境下混合，就会迅速形成一种坚硬的聚合物。多不饱和脂肪酸里的多种反应物和蛋白质的不同部分反应，最终得到的聚合物是一种相互连接的网状结构。

同样的化学反应也会发生在人体内的蛋白质和多不饱和脂肪酸之间，并且氧化作用会加速这一反应过程。这也解释了为什么多不饱和脂肪酸同呼吸道感染（肺部是人体中含氧元素和铁元素最多的器官）以及其他诸如癌症这样的病症有关。由于氧化作用是多不饱和脂肪酸的天敌，人体内过高的铁元素存积会加剧多不饱和脂肪酸对身体产生的负面作用。

地中海地区的心智长寿达人食用大量橄榄油。橄榄油是一种举世闻名的健康食物，也给地中海饮食带来了独特的风味。人们只是单纯地喜欢橄榄油，而关于橄榄油究竟为何有益健康则是众说纷纭。一些人将橄榄油的健康作用归功于它含有丰富的多酚类化合物，这些化合物可能具有抗菌功能。另一些人则认为，大量的单不饱和脂肪酸是橄榄油有益健康的重要原因。

与多不饱和脂肪酸不同，单不饱和脂肪酸只有一个双键可被氧化，所以它们不能像多不饱和脂肪酸那样通过氧化反应形成网状聚合物。如果用橄榄油代替亚麻籽油来画油画，那你可能永远都画不出来。人体内的单不饱和脂肪酸不容易发生化学反应，所以，要使单不饱和脂肪酸有益于身体健康不在于它是什么，而在于它不是什么。换句话说，我们需要换个角度来看待富含单不饱和脂肪酸的食用油。食用油中的热量来自于单不饱和脂肪酸、多不饱和脂肪酸和饱和脂肪酸。所以，橄榄油富含单不饱和脂肪酸的另一种说法是，橄榄油中的饱和脂肪酸和多不饱和脂肪酸，尤其是 Ω-6 多不饱和脂肪酸含量很低。分析心智长寿达人的饮食时我们会发现，似乎他们的多不饱和脂肪酸摄入量处在一个最佳水平，多一点少一点都对健康无益。

日本人摄入的脂肪要少于地中海人，但是他们总体的多不饱和脂肪酸摄入量与地中海地区大体相同，并且日本人摄入的 Ω-6 和 Ω-3 多不饱和脂肪酸比例（大约为 4∶1）十分理想，这主要归功于日本人的饮食习惯，他们会进食大量油菜、鱼类和黄豆。所以，日本和地中海地区脂肪摄入的差异主要体现在单不饱和脂肪酸的摄入上。单不饱和脂肪酸含量丰富是橄榄油的一大特征，与 LIGIR 碳水化合物一样，橄榄油也是理想的能量来源，且其中的矿物元素（如铁元素）含量也很低。

然而，当摄入的脂肪遇到铁元素就又是另一回事了。正如我们之前所讲的，从 20 世纪 70 年代到 2000 年左右，日本冲绳居民的心智寿命一直居于世界之首，这要归功于他们的传统饮食习惯。但他们的脂肪摄入量也在逐渐增加，从 20 世纪 50 年代时的 6% 攀升到了 80 年代的 29%。这么高比例的脂肪摄入并没有引发人们的警惕，因为冲绳居民的脂肪摄入量仅仅比日本其他地区稍高一点，而比地中海地区（如希腊的伊卡利亚岛）心智长寿达人的脂肪摄入量还要低得多。冲绳居民脂肪摄入量提升主要是由于红肉（当然，红肉中也含有大量的铁元素）摄入量的增加。因此，大约在 2000 年左右，冲绳居民平均预期寿命开始下滑，与日本其他地区的差距越来越小。

需要注意的是，对身体和心智健康有益的脂肪摄入量范围很宽，从不及日卡路里摄入量的 10% 到占日卡路里摄入量的 40% 以上都可以。要保证身体健康，我们要确定摄入的大多数脂肪不含铁元素，多不饱和脂肪酸的数量和比例恰到好处，也要对其他的宏量营养元素做出最佳选择。这也是为什么橄榄油是最佳脂肪摄入选择的原因。

在思考橄榄油的健康特性时，我们要注意的是，地中海里维埃拉地区居民摄入的橄榄油要少于这些国家其他地区的居民，也少于地中海其他地区的摄入量。在《里维埃拉风味：发现真正的地中海饮食》一书中，食品研究学者科尔曼·安德鲁斯写道："尽管橄榄油是地中海地区生命能量的来源，但食用橄榄油的习惯并没有在地中海广泛扩展开来。事实上，地中海地区居民的橄榄油食用量少得可怜。"尽管我认为地中海地区居民的橄榄油食用量不能用"少得可怜"来形容，但其他一些专家也一致同意，地中海地区居民的橄榄油和其他脂肪摄入量并不像世人认为的那样多。

总体来讲，地中海地区居民摄入的鱼类和脂肪（尤其是橄榄油）并没有人们认为的那么多，这让很多人感到奇怪。不过，橄榄油仍然是里维埃拉地区主要的膳食脂肪来源。我们也能确定，橄榄油能够给人们提供健康能量，使人们有可能活到百岁以上。希腊伊卡利亚岛心智长寿达人的膳食能量有一半来自脂肪，且这些脂肪也主要来自橄榄油。

饱和脂肪酸，好坏参半

食物（黄油、乳酪、猪油、牛油、红肉和家禽）中的饱和脂肪酸会提升人们罹患心脏病和心血管疾病的风险，这一刻板观念仍然是许多医疗机构坚不可摧的信条。

但这一观点在 2004 年受到了质疑，哈佛大学流行病学家发现，对于那些患有心脏病的绝经女性来说，进食大量饱和脂肪酸会降低她们的动脉粥样硬化水平。而那些进食更多碳水化合物的女性，尤其是进食大量血糖指数较高的碳水化合物的女性，她们体内的动脉粥样硬化情况更严重，对于那些用多不饱和脂肪酸替代其他脂肪（包括饱和脂肪酸在内）摄入的女性来说也是如此。不久前，一些澳大利亚科学家发现，在低脂肪饮食中加入100 g 高脂肪的卡门贝干酪并不会提升人体的胆固醇水平。还有更多证据支持了这些科学家的发现：大约在 1950 年左右，美国居民心脑血管疾病的发病率开始下降。在 1965 年到 1995 年这 30 年间，美国居民心脑血管疾病的发病率更是直线下滑，而这段时期，美国人摄入的饱和脂肪酸量一直保持着相对稳定的状态，并没有发生太大波动。

支持饱和脂肪酸有益健康的最有名案例是"法国悖论"。所谓"法国悖论"，指的是法国人总的脂肪及饱和脂肪酸摄入量都很高，但法国人的体重却很轻，心脏病发病率也很低。这一悖论让营养学家和流行病学家十分困惑，因为这一悖论与他们笃信的两个观念相矛盾，这两个观念是：大量的摄入脂肪会使人体发胖；大量摄入饱和脂肪酸会提升人们罹患心脏病的风险。

事实上，法国中部和北部地区居民的红肉摄入量要少于其他西方国家的居民。对全脂乳制品的喜爱和食用使得他们在众多国家中脱颖而出：这些地区居民的乳脂食用量位居世界第一，黄油和奶酪的消耗量则位居世界第二。平均来说，法国每人每年要吃掉 7.7 kg 黄油，这大概是美国居民人均黄油摄入量的 4 倍。① 总体来讲，法国人饱和乳脂肪的摄入量大约是美国的 2 倍。

"法国悖论"中掺杂着饮食习惯和遗传因素的影响。从地中海地区向北，人口心脏病发病率依次上升，人们消化乳糖的能力和奶制品食用量也同样呈上升趋势。事实上，大多数地中海人不能够消化乳糖，所以当他们进食乳糖时，高活性半乳糖无法被吸收到他们血液中，我们将会在下一章中具体探讨这一内容。地中海地区居民的低心脏病发病率背后，很有可能有着乳糖的功劳。

从欧洲南部向北，有害健康的基因变体 APOEe4、红肉摄入量和人体内铁元素存积量都呈上升趋势。这些因素同样使得法国南部和欧洲南部其他地区居民的心脏病发病率处在最低水平。所以，尽管饱和脂肪酸能够提高有害健康的低密度脂蛋白的水平，但它只是影响健康的众多因素之一。

尽管饱和脂肪酸并不像我们想象的那样危害人体健康，但请不要在猪油碗里抹上黄油，再撒上些培根。里昂心脏病人膳食研究能够帮助我们澄清这一问题。这一标志性研究是在 20 世纪 80 年代末到 90 年代之间进行的，研究对象是居住在法国南部里昂地区的居民，这些居民都曾患有心脏病。研究人员设置了两个研究组，研究对象被随机分配到两个小组中。控制组的居民被要求继续采用标准的法国饮食，而实验组居民的法式饮食中更突出了地中海特色。

---

① 法国黄油和大多数人了解的日常黄油并不一样。许多法国黄油都有股淡淡的酸味。这种酸味是乳酸造成的，而乳酸来自于发酵乳中的奶油。

更具地中海特色的饮食中饱和脂肪酸和多不饱和脂肪酸含量很低，单不饱和脂肪酸和纤维含量却很高。相较于控制组，他们的食物中有更多的面包、水果、橄榄油、菜籽油和人造黄油，更少的红肉、黄油、奶油和胆固醇。研究结果发现，在四年时间内，实验组居民的心脏病复发率只有控制组的1/3，心脏病发病情况也只有控制组的1/2。

里昂心脏病人膳食研究结果表明，地中海饮食方式会给人体健康带来许多意想不到的益处，对那些已经将地中海饮食元素融合到日常饮食习惯中的人而言也是如此。此外，地中海饮食中低量的 Ω-6 多不饱和脂肪酸和铁元素也同心智长寿达人的饮食秘诀相一致。

反式脂肪酸，有百害而无一利

反式脂肪酸的故事是最近食品产业和营养学家犯下的最著名的失误了。20 世纪中，大多数黄油都是通过氢化作用（或部分氢化作用）制成的。在制作过程中，液态油凝固成片状，类似黄油状的东西。部分氢化作用还产生了一种新的脂肪，即合成反式脂肪酸。人造黄油制造商为了扩展自己的生意，开始大肆宣传饱和脂肪酸的各种危害，然而并没有证据表明，含有反式脂肪酸的人造黄油对人体健康更有益。一些营养学家也加入了这一浪潮，许多消费者也被制造商的广告成功说服，放弃了饱和脂肪酸，开始食用反式脂肪酸。他们在很久之后才发现反式脂肪酸给人体带来的危害有过之而无不及。

反式脂肪酸的问题在于，它能够提高人体的低密度脂蛋白水平，至少和饱和脂肪酸一样多。此外，尽管高密度脂蛋白对人体的影响还不明确，反式脂肪酸却降低了人体的高密度脂蛋白水平。换句话说，反式脂肪酸对我们的身体一点益处都没有。它同其他的脂肪、过量的铁元素和氧化作用一样，会使我们的身体状况变得更加糟糕。所以，我建议还是将反式脂肪酸从你的食谱中剔除掉。由于一些制造商减少了反式脂肪酸添加量以掩盖食物中含有反式脂肪酸这一事实，所以你在购买食物时要加以留心。仔细阅读营养标签，不要购买任何含有氢化油的食物。

好脂肪的来源：橄榄油、菜籽油和坚果

做饭时，你可以使用橄榄油和菜籽油，这两种油都富含单不饱和脂肪酸，而且菜籽油中的 Ω-3 和 Ω-6 多不饱和脂肪酸比例更为理想。少吃些豆油，将植物油（如玉米油、普通红花油和葵花籽油）的食用量降到最低，这些植物油中含有大量 Ω-6 多不饱和脂肪酸。下面是一些可供参考的具体建议。

◆ 购买冷压榨菜籽油。冷压榨菜籽油是在低温状态下榨制出的食用油。超市中售卖的多种菜籽油都不是冷压榨制作，但它们都经过了氢化作用，这样能够防止多不饱和脂肪酸的氧化。

◆ 应在封闭容器中存放菜籽、大豆、亚麻油、核桃和山核桃等其他富含多不饱和脂肪酸的坚果。最好存储在冰箱中，以防止氧化作用的发生。

我最喜欢吃的坚果是核桃、山核桃、澳洲坚果、榛子和杏仁。这些坚果中不仅 Ω-3 和 Ω-6 多不饱和脂肪酸比例理想，并且含有丰富的单不饱和脂肪酸，所以你可以尽情食用这些坚果。此外，这些坚果中的铁元素含量很低，多不饱和脂肪酸和饱和脂肪酸的比例更低。在选择其他坚果时，请购买一些含有大量 α-亚麻酸的坚果。在希腊，不论是人还是动物都会吃 α-亚麻酸含量平衡理想的食物，如亚麻籽、豆类（菜豆、黑豆和四季豆）、甘蓝、马齿苋和绿叶蔬菜。总体上，我建议坚持多摄取些单不饱和脂肪酸，适量摄取多不饱和脂肪酸。

从今天开始做出改变

也许你已经改变了自己的饮食习惯，放弃摄入不健康脂肪（如氧化多不饱和脂肪酸和反式脂肪酸）有一段时间了，但千万不要被表象蒙蔽：最终，这些食物还是会对你的健康产生影响。为什么会这样呢？为什么不健康脂肪的负面效应在停止摄入后还是会显现出来？为什么这些不健康效应仍需要花费时间来解决？我们再以汽车为例，来看看这些食物究竟如何对人体产生了影响。

膳食脂肪好比是汽车的燃料，就像是汽车油箱里的汽油。和汽车一样，人体脂肪就是存储燃料的油箱。而心脏作为利用脂肪的主要器官，我们可以把心脏想象成身体的发动机。现在假设你饱餐了一顿，这一餐全是不健康脂肪。任何一顿饭中的膳食脂肪中只有一小部分会转化为我们的身体脂肪，而且不健康的脂肪量会被过去食用的脂肪所稀释。这就像将一点劣质汽油倒入汽车中，如果汽车油箱里原本就有95%的优质汽油，加入少量劣质汽油之后，车跑起来可能不会有任何问题。

但如果你不断地为自己的汽车加油，有时优质，有时劣质，过了一段时间后，你的汽车运转就会出现问题，如汽车发动机可能会受损瘫痪。所以，当你进食富含氧化多不饱和脂肪酸和反式脂肪酸的食物时，请把这个类比记在心里。

同样，你需要记住的是，如果你在过去生活中食用了大量不健康脂肪，而这些脂肪以燃料形式存积在你体内有一段时间了。那么，请不要认为你一周后就可以没有任何风险地开始食用健康脂肪了，也请不要以为一周之后你就可以毫无顾忌地跑马拉松了。事实上，你需要数周时间来稀释这些不健康脂肪的负面作用，用健康脂肪来取代不健康脂肪。如果你食用不健康脂肪已有数年之久，那你则需要更长的时间来应对。所以请把这一双面

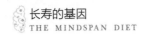

作用记在心里，从今天开始就行动起来，食用健康脂肪，为健康的未来做最好的准备。

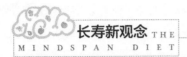
长寿新观念 THE
MINDSPAN DIET

鱼类　一直以来，人们都相信鱼类是对大脑有益的健康食物。鱼类富含 DHA、EPA 和 Ω-3 多不饱和脂肪酸，这些都是构成脑细胞膜重要的组成成分。每周吃一些鱼类食品，如沙丁鱼、野生鲑鱼和鲱鱼都是不错的选择。如果你是素食主义者，可以考虑食用藻类 DHA 和 EPA 补充剂。

橄榄油和菜籽油　对于特定的菜肴来说，富含香气的橄榄油可能不是最佳选择，这时，你可以选择菜籽油。菜籽油应存放在冰箱里。

每日至少要进食 2g α- 亚麻酸　亚麻籽、大豆、南瓜籽、核桃、菜籽油、豆油和亚麻籽油都是不错的选择。

注意挑选饱和脂肪酸　尽管食用大量黄油的法国中部和南部居民的心脏病发病率并不高，但我并不建议大家食用和这些法国人分量相当的黄油和动物脂肪。然而，脂肪、奶油、酸奶油、黄油和其他不含乳酸的奶制品也都是不错的选择，它们的负面作用也是最小的。最健康的饱和脂肪酸有坚果（尤其是腰果）、椰子、椰奶、可可脂、可可粉、巧克力和黑巧克力（低糖）。

将反式脂肪酸从你的饮食中清除　不要被标有零反式脂肪酸的食品所迷惑，每份食物中的反式脂肪酸可能多达 0.5 g，如果你吃了两到三份食物，这些反式脂肪酸的效应就会累积起来。所以在购买食物时，请你认真阅读营养标签，不要购买含有氢化和部分氢化油的食物。

低蛋白摄入，增强心智能力的关键

一个人从错误中醒来，就会以新的力量走向真理。

——约翰·冯·歌德

THE

MINDSPAN

DIET

白从 20 世纪 70 年代起，高蛋白、低碳水化合物饮食的拥护者们就坚称，他们的饮食方式能够帮助人体达到最佳的健康状态。这样的声音在当时不绝于耳，但这一说法有着诸多问题。在阅读完这一章节后，你会发现低蛋白、高碳水化合物才是使心智寿命得到最大限度发展的关键。

low protein, high carbs

低蛋白，高碳水化合物

当下人们都强调高蛋白、低碳水化合物的饮食摄入习惯，但有研究发现，低蛋白饮食饲养的动物要比以正常水平蛋白饮食饲养的动物活得更长久。而碳水化合物则是心智长寿达人主要的膳食能量来源。

THE MINDSPAN DIET

蛋白质的复杂作用

严格的热量控制并不会给人体带来同实验室动物一样的健康益处。这主要是由于人类的大脑体积更大以及大脑的脂肪组成成分。人体需要一些体脂来帮助我们应对热量控制对大脑的影响，尤其是随着年岁的增长，我们更加需要体脂的帮忙。当出现不可预见的情况时，如永久性残疾或疾病，体脂还能够作为能量存储体发挥作用。有一种方法既能帮助我们保持具有保护水平的体脂，又能使我们获得能量控制的益处，即低蛋白饮食。

研究发现，用低蛋白饮食饲养的动物要比以正常水平蛋白饮食饲养的动物活得更长久，用低蛋白饮食饲养的动物甚至同控制热量摄入动物的寿命一样长。在 20 世纪 90 年代早期，科学家发现，这其中的奥秘在于氨基酸（人体无法合成的氨基酸），如色氨酸和蛋氨酸。

蛋氨酸是调节蛋白质生成的关键因素，它同样参与硫化物代谢和维生素 B 功能有关的调节过程。由于人体无法合成蛋氨酸，所以当人体缺乏蛋氨酸的时候，这些过程都会被放缓。

控制蛋氨酸摄入的动物并不会像其他控制热量摄入的同伴一样身材消瘦。在一项研究中，实验组是用控制蛋氨酸的饮食饲养动物，而控制组则是用控制热量的食物饲养动物。两组动物的食量相同，实验开始前，实验组的动物更加苗条和瘦小。但随着实验的进行，蛋氨酸摄入限制组的动物的体重和体型基本维持不变，而控制组的动物却比之前消瘦了很多。实验结束时，蛋氨酸摄入控制组有 90% 的动物依然健康存活着，而控制热量的控制组有 50% 的动物已经死亡了。

将动物身上得到的研究结果应用到人类身上时要格外小心，这部分是因为，人类和动物有明显的生理差别，而动物实验中使用的食物也过于粗糙和低劣。

在前面的章节中我提到，研究者用甜饼来喂食动物，这些食物的血糖指数和给人体带来的饮食负担已经达到了极限。尽管有研究发现，食用限蛋白、限蛋氨酸食物的动物活得更长久，但这类研究的主要缺点在于限蛋白之外，食物中其他成分的质量并不高。减少这些食物中的蛋白质会提升相应的糖类和淀粉比例，因此会将本已很高的血糖指数再次推高。如果饮食中减少的蛋白质和蛋氨酸能够被高质量的食物所取代，我们就能看到限蛋白食物对人类健康和寿命的积极意义。在这种高质量的限蛋白饮食中，低量的蛋氨酸会给人体带来许多好处，而高蛋氨酸则会提高人体的氧化压力，损害细胞 DNA，影响机体调节血糖、胰岛素和脂肪代谢的能力。

素食是低蛋氨酸含量的饮食，能够改善人体的生物标记物水平，如总胆固醇和低密度脂蛋白。蛋氨酸对人体健康有着很大的负面影响，仅仅是在食物中添加蛋氨酸都会破坏素食对人体健康的积极作用。此外，其他学者研究饮食时发现，动物蛋白（动物脂肪的一种）是一种影响健康的风险因素。20 世纪 80 年代，有中国学者发现，膳食蛋白摄入量是影响人们后半生罹患疾病的首要因素，包括心血管疾病和癌症，这项研究在世界范围内产生了深远影响。2006 年，芬兰学者在对中年人跟踪研究 14 年后发现，蛋氨酸摄入量高的人罹患心脏病的概率是其他人的两倍。事实上，过度食用动物蛋白会提高人体患病风险已经不是新闻了，早在 20 世纪 60 年代中期研究者就发现，身体健康和低糖尿病发病率者的饮食极具东方特色，这种东方饮食以低蛋白（尤其是低动物蛋白）、低脂肪（包括低动物脂肪）为特色，其中绝大多数能量来自碳水化合物，尤其是大米。

红肉影响健康的 3 种方式

低动物食物摄入，尤其是低红肉摄入，一直以来都与低心脏病、癌症和糖尿病发病率密切相关。但是数十年来，研究人员一直只将注意力放在了动物脂肪，尤其是饱和脂肪酸上。的确，日常摄入过多饱和动物脂肪会对人体的胆固醇水平产生负面影响。[1] 然而，"法国悖论"（法国人摄入大量非肉类动物脂肪，但他们罹患心血管疾病的风险却很低）使研究者跳脱出了局限在饱和脂肪酸上的注意力，注意到一种红鲱鱼。当仔细分析时我们会发现，红肉会通过三种方式影响人体健康。

---

[1] PCSK9（枯草溶菌素转换酶）的特定变体对心脏病有防护作用（通过减少低密度脂蛋白），这表明红肉会提高人体罹患心血管疾病的风险。

◆ 相较于植物，红肉中含有大量铁元素，且人体对红肉中的铁元素（血红素铁）比植物中的铁元素吸收得要快。在大量铁元素的作用下，低密度脂蛋白很容易被氧化，而这会对人体健康造成极大危害。

◆ 人体对血红素铁和植物中铁元素的吸收会产生协同作用。这意味着摄入红肉会提高人体对饮食中所有铁元素的吸收。

◆ 红肉中含有大量人体必需的全部氨基酸，这对人体健康而言弊大于利。

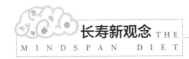

长寿新观念 THE
MINDSPAN DIET

　　从 20 世纪 70 年代到 21 世纪初，低碳水化合物饮食原本只在饮食营养大师群体内流行。但在过去的十年间，低碳水化合物饮食得到了社会主流人群的普遍关注。人们通常会向两种人推荐低碳水化合物饮食：减肥人士与胰岛素管理障碍、血糖紊乱（代谢综合征、前驱糖尿病和 2 型糖尿病）者。但是这些低碳水化合物饮食真的有益健康吗？

　　研究发现，低碳水化合物的减肥效果不一。一些扎实有效的研究发现，低碳水化合物的饮食能够给减肥带来积极作用，还有一些研究发现，那些控制脂肪摄入的饮食同样可以帮助人体减肥。到目前为止，最严谨的一项研究表明，脂肪控制能够更有效地帮助人们减肥。但我们不能被这些表面上互相冲突的结果所迷惑，因为这些研究发现的差异其实非常小。

　　许多研究发现，高脂肪饮食能够帮助调节人体内的胰岛素和血糖。我并不怀疑这些研究发现的结果，但这些研究的确存在一些问题。首先，这些研究大都是在美国这样一些以劣质碳水化合物和过量铁元素为饮食特色的国家进行的。即便是在劣质碳水化合物消耗量最多的地区，相较于这些碳水化合物来讲，铁元素都是影响人口糖尿病发病率的一个更大的风险因素。

这一点突出了低碳水化合物饮食之间的关键性差异：一些低碳水化合物饮食用健康的脂肪代替了减少的碳水化合物；另一些则没有做特殊区分，反而允许甚至是鼓励人们食用大量红肉。后一种饮食大大提升了人体内的铁元素摄入量，对人体健康有着不良影响，甚至在短时间内就会威胁人体健康，尤其是对那些面临着糖尿病风险的人来说。

如果你存在血糖／胰岛素障碍，那就应严格控制铁元素和高血糖指数碳水化合物的摄入。同样，在将铁元素、血糖和胰岛素控制在水平线之内时，请尽可能选择富含单不饱和脂肪酸的食物（如橄榄油），这些单不饱和脂肪酸的摄入量最好接近最佳范围的上限（40%～45% 卡路里摄入来自富含单不饱和脂肪酸的食物）。

低动物蛋白摄入是心智长寿达人居住地区以及亚文化地区的饮食特点，像是鱼素主义者、加利福尼亚州罗马琳达地区基督复临安息日会教徒中的素食主义者都坚持低动物蛋白摄入的饮食。基督复临安息日会教徒一般都不抽烟喝酒，他们中的许多人保持着低红肉摄入的饮食习惯，一大部分人还是素食主义者（一些人吃鱼、蛋和乳制品），只有很少一部分会进食大量红肉，进食红肉者的神经退行性疾病发病率是其他素食会友的两到三倍。

植物蛋白，心智长寿达人的最爱

了解了这些之后，心智长寿达人的饮食结构就不会再让我们感到惊奇了。相较于心智寿命没有得到充分发展的人而言，心智长寿达人进食的蛋白质和动物蛋白总量都很少，植物蛋白和动物蛋白的比例约为 1 : 1（所有植物食品中都含有蛋白质，但是常见的含有植物蛋白的食物有豆类、大米、意大利面及其他谷物食物和蔬菜）。相较于心智长寿达人食用的主食如扁豆、大米、小麦等一些蛋氨酸含量适中的植物蛋白食物，动物蛋白中的蛋氨酸含量通常是它们的数倍之多。尽管很难计算具体数值，但心智寿命没有得到充分发展的人摄入的蛋氨酸总量至少是心智长寿达人的两倍。

总体来说，心智长寿达人每日从蛋白质中获取的能量大约占卡路里总摄入量的 11% ~ 16%。历史上，这一范围大约在 9% ~ 14% 之间，且基本上来自植物蛋白。

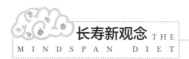

长寿新观念 THE MINDSPAN DIET

心智长寿达人食用的蛋白质总量还不到心智寿命未得到充分发展者的 2/3，食用的动物蛋白是心智寿命未得到充分发展者的 1/2。表 9-1 和表 9-2 中列出了日本和地中海地区心智长寿达人摄入的主要蛋白质来源。①

表 9-1	日本地区心智长寿达人（天 /90g）
谷物（主要是大米）	28%
鱼类和海产品	25%
豆类	10%
肉类，不包括家禽在内	8%
乳制品	7%
鸡蛋	6%
蔬菜	5%
家禽	4%
动物蛋白总计（46g）	51%
植物蛋白总计（44g）	49%

———————
① 数据主要来自联合国粮农组织 1961—2011 年 50 年来的数据平均值。

表 9-2	地中海地区心智长寿达人（天 /102g）
谷物（主要是精制小麦）	37%
肉类，不包括家禽	17%
乳制品	15%
家禽	6%
鱼类和海产品	6%
蔬菜	4%
鸡蛋	3.5%
豆类和干豆	3%
动物蛋白总计（50g）	49%
植物蛋白总计（52g）	51%

相比于日本和地中海地区的心智长寿达人而言，那些心智能力未得到充分发展者每天平均摄入的蛋白质高达 140 g，其中，动物蛋白为 92 g，占总摄入量的 66%；植物蛋白为 48 g，占总摄入量的 34%。

心智长寿达人蛋白质来源的铁元素含量低，但却富含其他各种矿物质，如镁、硒和钙。它们同样含有丰富的能够阻碍铁元素吸收的化合物，如蛋白中的卵黄高磷蛋白。乳制品中的钙质也会阻碍血红素铁和非血红素铁的吸收（乳制品中的钙是阻碍血红素铁吸收的唯一因素）。一般植物蛋白来源，如豆类、谷物（大米和小麦）、绿叶蔬菜、草本植物和其他蔬菜都会以不同方式阻碍铁元素的吸收。

现在，让我们回到日本冲绳，看一看冲绳居民的蛋白质食用情况。早在 20 世纪 50 年代，冲绳居民从红肉中获得的卡路里就不足 1%，从鱼类中获得的卡路里也在 1% 左右（大约是日本本岛居民的 1/4）。他们摄入的大多数蛋白质来源于植物。但随着他们进食的红肉（主要是猪肉）和鱼类越来越多，到 20 世纪 80 年代初，蛋白质提供的卡路里从起初的 9% 升至了 15% 左右。

这一数值虽然不算大，但这并不是冲绳居民饮食中存在的主要问题。问题的关键在于，冲绳居民的饮食从以植物蛋白为主变成了以动物蛋白为主。随着饮食结构的改变，冲绳居民摄入了大量的蛋氨酸和铁元素。加之缺乏足够的运动，冲绳居民开始迅速发胖，这听起来很像标准的西方人的发胖规律吧。因此，近来冲绳居民开始出现外形肥胖、体质下降等变化，不论是生理寿命还是心智寿命都不再居世界之首。

日本和地中海地区居民摄入的膳食蛋白主要来自谷物这一事实让我感到奇怪，但更令我感到奇怪的是，地中海地区居民并没有食用大量鱼类。不仅是我，其他得知这一事实的人也同样感到惊讶。地中海地区的鱼类和海产品资源并不丰富，产量不高限制了人们的食用。

事实上，利古里亚大部分鱼类都是进口的。鱼类和海产品为地中海地区心智长寿达人提供的卡路里大约在 1% ～ 1.5%，而在日本，这一数值超过了 5%。在美国，鱼类和海产品提供的卡路里不足人均总卡路里摄入量的 1%。一些基督复临安息日会教徒的鱼类摄入量介于日本居民和美国居民的人均摄入量之间。在所有的基督安息日会教徒中，食用鱼类的教徒寿命最长。

只有 6% 的日本居民会在一天之内食用两次或两次以上的鱼类食物，而在过去，食用鱼类的人数更少。换句话说，有 95% 左右的日本居民每天最多会吃一次鱼类食物，并且就算吃也吃得很少（作为调料或配菜）。哥斯达黎加的尼科亚人每天也只会吃适量的鱼类和海产品。尽管该地区的心智长寿达人进食的鱼类和海产品并不多，但鱼类和海产品一直都是他们餐桌上的必备食物。

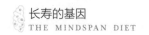
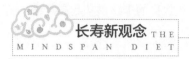长寿新观念 THE
MINDSPAN DIET

你应该注意调整自己的饮食，确保膳食蛋白主要来自于低铁食物。心智长寿达人和心智寿命未得到充分发展者在饮食方面的主要差别在于，前者进食的红肉较少。与植物蛋白食物相比，红肉中含有大量的血红素铁，这不仅会提高人体吸收血红素铁的水平，同时也会提高人体对非血红素铁的吸收。

就一份健康饮食来说，应该约有 10%～15% 的膳食能量来自蛋白质。剩下的 45%～60% 应该来自"好"碳水化合物，25%～40% 来自健康脂肪。如果你食用红肉和鱼类，请确保蛋白质供应的能量大约在 10%～12%。如果你是素食主义者，请确保蛋白质供应的能量大约在 14%～15%。你可以发现，只要食用的是"好"碳水化合物和健康脂肪，碳水化合物和脂肪的比例就可以允许有较大的变动，但前提是确保蛋白质的低摄入量。

如果将对实验室中对动物有益的饮食原则应用在人类身上，限制蛋氨酸摄入带来的热量控制益处并不会发生在人身上。因为相较于动物来说，人类进食了大量红肉（及其他动物蛋白食物）。所以，我们要尽可能地控制饮食中的动物蛋白摄入，尤其是红肉。

在日常生活中，我们可以模仿心智长寿达人的饮食，并且保证自己摄入的蛋白质至少有一半来自谷物、大米、豆类和蔬菜。如果你是素食者，甚至是绝对的素食主义者，不妨将植物蛋白的摄入量再提高一些。如果你不能控制自己的杂食冲动，适量摄入低铁的动物蛋白（如鸡蛋和乳酪）将会是不错的饮食补充。这些食物的抗铁吸收能力至少可以部分抵消它们的高蛋氨酸含量。

在本章初始我就提到，在当下反碳水化合物的大环境下，碳水化合物却是心智长寿达人主要的膳食能量来源，精制碳水化合物更是他们的最爱，这一事实让人们感到有些不可思议。更令人吃惊的是，这些高碳水化合物食物也是心智长寿达人蛋白质摄入的主要来源。我知道，心智长寿达人的饮食含有丰富的谷物，但同样让我吃惊的是，他们摄入的大多数膳食蛋白也来自这些谷物，尤其是对居住在地中海地区的居民来说，他们摄入的蛋白质中的 37% 来自谷物。

同样，还有一些事情让我感到震惊：日本居民的乳蛋白摄入量很高，大约占蛋白质摄入总量的 7%。地中海地区居民的乳制品消耗量也非常高。然而，心智长寿达人和心智寿命未得到充分发展者之间有着很明显的基因差异，正是这种差异使得他们对乳制品的反应截然不同，这一点我将会在下一章中详细介绍。我想这些差异以及这些差异对人类心智寿命发展产生的影响也一定会让你感到吃惊。

Chapter

10

X 因素——最后一块健康拼图

当你寻找出路的时候，千万不要忽略了黑夜。

——米克沙特卡·尔曼

THE

MINDSPAN

DIET

绝大多数的饮食和食物金字塔中只包含碳水化合物、脂肪和蛋白质，并声称它们是唯一的能量来源。一些营养大师坚称，脂肪是人们发胖的主要原因，但是近来有越来越多的证据表明，碳水化合物才是造成人们发胖的真正原因。一些科学家对此反驳称，食物中所有的能量都会对体重产生影响（就像这群人常挂在嘴边的口头禅：卡路里就是卡路里）。现在，我们可以确定的是，上面所有这些观点都是错误的。为什么呢？原因有很多，要说明这个问题，首先让我们从被这些饮食忽视掉的重要因素开始：这些饮食忽视了 X 因素的作用。

> **X factor**
>
> **X 因素**
>
> X 因素是微生物代谢（发酵）的最终产物。在发酵过程中，微生物将食物消化分解掉并释放出能量。
>
> THE MINDSPAN DIET

在第 2 章中，我对 X 因素进行过一些简单介绍，这种神奇的物质是发酵过程的产物。过去，发酵曾被视为一种神圣的甚至有些神秘的过程。发酵可以将食物转变为刺激、辛辣、冒着气泡的混合物，刺激着我们的舌头，甚至改变着我们的味觉体验（英语词根 "ale" 原指过去的一种发酵饮料，现在则被用来指代 "巫术""魔法" 和 "中毒" 等意思）。这些刺激的、带有强烈味道的物质其实就是正在发挥作用的 X 因素。

首先，X因素同碳水化合物、脂肪和蛋白质一样，能够为机体运转提供能量，但X因素又有着这些宏量营养素不具备的，独特而又十分有效的特征。我将这些物质称为X因素主要出于两个理由：第一，通常情况下，我们在饮食金字塔和专家推荐的卡路里来源列表中找不到这些物质。第二，发酵食物中含有多种这样的物质（有的食物中甚至含有超过100种的X因素），它们的数量波动极大，我们很难确定具体一餐或是一份食物中到底含有多少这样的物质，也没有办法确定它们的种类。下面列出的是一些最常见、含量最丰富的X因素。

◆ 短链脂肪酸。我们的饮食中有一些对身体健康十分重要的短链脂肪酸：乳酸、丁酸、乙酸和丙酸。乳酸是酸奶、酸奶油、酵母面包、酪乳和芝士中酸味的来源。丁酸使得老式黄油拥有着独特的风味和香气，而稀释后的乙酸就是我们日常食用的醋。

◆ 酒精。酒精是供应能量的主要X因素，也被称为乙醇。每克酒精大约能够提供7卡路里的能量。酒精能够提供的能量介于碳水化合物、蛋白质（每克碳水化合物或蛋白质能够提供4卡路里的能量）和脂肪（每克脂肪能够提供9卡路里的能量）之间。

一份常规饮食中，X因素能够为我们提供绝大部分的每日所需能量。但是X因素的作用又不仅仅局限于提供能量：即使少量的X因素也会使机体发生明显的生理变化。几勺醋和一片发酵面包就能够延缓人体对糖的消化吸收过程，降低血糖峰值出现的可能。但是正如你会在下文看到的那样，要获得这样的健康益处，我们未必需要补充X因素。利用体内存在的微生物小伙伴，我们就能够在体内生成X因素。

认识微生物

肠道微生物群，即生活在我们肠道中的微生物，有着各种神奇和神秘的属性。其神奇属性之一在于，这些微生物能够产生能量并能够将这些能量运输到肠道之外，为人体其他组织的正常运转提供动力。换句话说，这些居住在我们肠道中的小东西通过喂饱我们来支付它们的"房租"，像是乙酸、乳酸、丁酸和丙酸都是这些微生物支付房租的主要形式。通常来讲，在一份日常饮食（即便是含有大量的可分解纤维）中，这些化合物会给我们提供8%左右的膳食能量。虽然听起来不是很多，但它们更大的作用体现在延缓消化过程，阻碍血糖峰值的出现。X因素（不管是我们通过饮食补充的，还是通过体内微生物生成的）会影响我们的食欲、新陈代谢速度、血糖含量、胰岛素水平以及患上代谢综合征和糖尿病的风险。但即使了解到了这些，我们也只是触及到了它们神奇力量的九牛一毛。

X因素最令人惊奇的能力在于，它们有能力调节人们的体重。在动物实验中，科学家用抗生素清除了动物体内的微生物，并把它们随机分成两组。实验组动物接收了从肥胖动物身上提取的肠道微生物，控制组动物则接收了从清瘦动物身上提取的肠道微生物。科学家发现，接收肥胖动物肠道微生物的实验组动物体重有着明显的增加，而接受清瘦动物肠道微生物的控制组动物并没有出现体重增加的现象。在实验中，科学家通过控制促使这些动物的进食量相同，因此，体重增加只能由它们体内的肠道微生物捐献者的体型来解释。

要让肠道微生物生活得健康开心，我们需要记住以下几点：第一，所有的碳水化合物都能被微生物分解发酵，因此，所有的碳水化合物都是X因素的能量来源；第二，强化铁元素食物对肠道微生物不利。食物中含有大量铁元素会提高肠道微生物的发病率。这也解释了为什么肠道微生物与多种肠胃疾病相关，包括直肠癌。直肠癌是美国和其他发达国家致死率第二高的癌症。长久以来我们都知道，对于患有克罗恩病的人来说，他们肠道内的微生物和健康人群有着明显的不同，他们的饮食同我们也有很大的区别。许多克罗恩病患者同样饱受神经退行性疾病的困扰，也许是出于直觉，他们往往会控制对含铁量过高的食物的摄入，因为摄入铁元素会导致他们的病情恶化。

X 因素的两大来源

为机体提供能量的 X 因素主要有两大来源：一方面，我们可以通过食用发酵食物（如醋）来获取；另一方面，也可以通过体内微生物分解可发酵的食物产生。通过这两种方式获得的 X 因素都可以给身体带来诸多益处。所以，要认真对待自己体内的微生物，应尽可能食用含有丰富可发酵碳水化合物的食物。

最佳可发酵食物

心智长寿达人的饮食富含可发酵碳水化合物。这些食物包括了绿叶菜、谷物、其他蔬菜、韭菜、大蒜、洋葱和豆类。利古里亚及其周边地区的人喜欢的一类绿叶菜叫做"preboggion"，希腊地区的心智长寿达人喜欢的类似绿叶菜叫做"horta"。菊苣是这两类绿叶菜的共有成分，它的叶片能够为人体提供健康纤维，它的根部更是丰富纤维菊粉的来源。比利时菊苣和红菊苣都是人工栽培的品种。韭菜、大蒜和洋葱也深受心智长寿达人喜爱，它们也同样富含大量可发酵纤维。豆类也是有益健康的食物，但请记住不要购买加糖的豆类罐头，也不要冲洗这些豆类，因为这些豆类罐头浓稠的汤汁里含有丰富的可发酵碳水化合物（如果未冲洗的豆类对你的肠胃来说负担过重，可以将一些汁液倒出，并和蔬菜、大米等食物搭配食用）。

讲到这里，你也许会好奇精制碳水化合物不过是去除了纤维的全谷食物，为什么它们还会在心智长寿达人的餐桌上占有一席之地？将纤维去掉不就意味着食物中的可发酵成分大大减少，甚至是被消除了吗？这样一来，食物的营养价值不就降低了吗？

这个问题的答案是，所有谷物中的淀粉都可以形成一种抗吸收的分子结构，也就是我们所知道的抗性淀粉。抗性淀粉这个名称听起来不太友好，却对人体健康和体内微生物有着很大的益处。因为即便我们自身不能消化抗性淀粉，体内的微生物也可以。也就是说，食物中的部分淀粉被转化为了同等分量的可发酵纤维。大米中的抗性淀粉占 3% ~ 4%，小麦和燕麦中的抗性淀粉含量稍高一些，大约在 10% 左右。其他一些众所周知的淀粉食物如土豆、豌豆、芭蕉和香蕉中也都含有抗性淀粉。

特定谷物中的抗性淀粉含量部分取决于这些谷物的制作和储存方式。最简单的谷物制作方法是蒸煮后放凉。好消息是重新加热不会影响之前加工过程的作用，事实上，循环加热、放凉会增加这些食物中的抗性淀粉含量。例如，日本居民将大量大米烹熟待用是十分正常且司空见惯的事情。所以，在 20 世纪中，日本居民的饮食中含有大量抗性淀粉。

相较于大多数谷物来讲，豆类中的抗性淀粉含量更高。利古里亚地区的主食鹰嘴豆同样深受西班牙人、撒丁岛人和希腊人的喜爱。在美洲新兴的人口心智寿命长、认知能力得到充分发展的国家，如哥斯达黎加，人们也会食用大量豆类食物（包括早餐）。尼科亚人和一些哥斯达黎加人也会经常食用含有大量抗性淀粉的食物，如油炸芭蕉。

一些全谷食物富含丰富的可发酵纤维。燕麦中尤其丰富，精制大麦不仅含有等量的可发酵纤维，还含有不可发酵纤维。大米中的纤维不多，但在烹熟放凉之后，大米中也会产生与大麦中不相上下的抗性淀粉含量。所以，大米和大麦都可以给人体内的微生物提供丰富的能量。

饮食中的 X 因素

X 因素同样存在于许多味道浓厚的食物中，如食醋就是许多食物绝佳的调味剂，而食盐也同样能够提升食物的口味。如果没有乳酸浓厚酸味的加持，发酵面包、酸奶和乳酪就会味道平平、索然无味。白酒、啤酒和其他酒类也为我们的饮食提供了大量的能量。这些 X 因素并不是在我们的肠道里发酵的，而是由无数面点师、乳酪生产商、酿酒师和陈醋发酵师等食物生产者在严格控制的环境下生产的。

心智长寿达人的饮食中有许多可发酵的材料和食物。可发酵食物不仅常见于传统的健康食物中，人们通常也认为这些食物对健康和长寿有着很大的助益。面包、红酒、啤酒、麦芽酒、醋、乳酪和酸奶都是地中海地区居民的日常食物（意大利人的醋摄入量和法国人的红酒摄入量均居世界第一）。在日本的传统饮食中，味噌、酱油、米醋、米酒、发酵蔬菜（泡菜）和鱼类（如狐鲣鱼）都是十分常见的食物。

味噌是一种发酵大豆食物，以狐鲣鱼汤为基础的各种变式汤类是日本居民每一餐饭的必备饮食，包括早餐。酱油、米醋和米酒也是日本饮食中不可缺少的调味品，当然还有泡菜（将一种或多种蔬菜放在腌制盐水中制作出来的食物。腌制盐水有些是经过发酵的，有些则添加了醋和酒精等发酵产品）。相较于其他日本居民，冲绳居民食用的泡菜并没有那么多，但他们同样会摄入大量醋腌海藻，每顿饭也会都从味噌汤或狐鲣鱼汤开始。

第二餐效应

众所周知，纤维能够延缓人体对淀粉和糖类的消化过程，进而降低人体对葡萄糖的吸收。但很少有人知道纤维更难得的特性在于其不仅能降低我们进食时的血糖峰值，还能够影响我们下一次进食时对血糖的吸收，就算在第二餐中没有进食这些纤维也会如此！纤维的这一特性被称作第二餐效应，但这一命名并没有完全概括到

second-meal effect

第二餐效应

纤维能够放缓人体对淀粉和糖类的消化，以及影响我们下一次进食时的血糖吸收，这一特性被称为第二餐效应。

THE MINDSPAN DIET

纤维的强大特性，因为有研究发现，纤维这一特性的积极作用甚至在用餐后的第二天仍然有效！这是 X 因素非常重要的特性，科学家对这一特性的了解和研究已有 20 多年。如此重要的第二餐效应多年来只在一些科学家中流传，并不为公众所熟知（即便低碳饮食已经成为了这个社会的主流），这不免让人感到不解。

几十年来，第二餐效应一直在心智长寿达人身上发挥着作用。当每餐饭都会对下一餐饭产生积极影响时，人体就会进入一种舒适的最佳状态，在这种状态下，机体处理每一餐含有丰富碳水化合物的食物时都游刃有余。恰当饮食、第二餐效应再配合以积极的运动，会使血糖不稳定的人很少再出现血糖过高或过低以及胰岛素水平不稳定的状况。与发达国家的居民比，心智长寿达人通常身材苗条，对血糖和胰岛素的控制就是让他们收获窈窕身姿的主要原因。

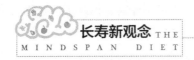

长寿新观念 THE MINDSPAN DIET

进食发酵食物能够帮人体控制对碳水化合物的消化、吸收和利用。食醋是所有心智长寿达人饮食中最常见的调味剂，所以，你可以尝试在自己的日常饮食中添加少量的醋，并经常食用一些其他的发酵食物。

食醋这样的发酵食物会延缓食物在消化道中的运送速度，所以会带来第二餐效应。但值得注意的是，醋是酸性的，醋摄入量过多会损伤组织器官，腐蚀我们的牙齿。将少量醋添加到食物中食用能够减弱醋的酸性，食用起来更安全。

食盐能够帮助我们控制血糖含量，防止血糖峰值的出现。醋和其他发酵食物也具有这样的效果。与盐相比，醋和其他发酵食物还有两项明显的优点：（1）发酵食物不会导致血压升高，而食盐会。（2）发酵食物会带来第二餐效应，而食盐不会。像食盐一样，作为一种调味剂，醋也可以提升食物的风味。添加少量食醋会使食物更有味道，更为健康。

总体来说，常见的 X 因素为心智长寿达人提供了超过 20% 的日常能量，这一数值至少是晚年糖尿病、肥胖症和神经退行性疾病高发病率国家（如美国）人口的两倍。你也许会诧异，为什么会有如此大的差异，是否心智长寿达人拥有一些秘密的 X 因素来源？的确如此，而且好消息是，我们也可以从这些 X 因素中获得同样乃至更大的健康效益，但你首先需要知道的是，心智长寿达人们如何从 X 因素中获得了益处。

乳酪、酸奶和神秘的 X 因素

与心智寿命没有得到充分发展的人不同，心智长寿达人食用的乳制品主要是发酵乳制品（如乳酪和酸奶）而不是牛奶。[①] 所以，他们的食物中含有大量 X 因素（如乳酸）。相较于心智寿命没有得到充分发展的人而言，居住在地中海地区的心智长寿达人摄入乳制品中的 X 因素要更多。地中海地区的许多居民还会食用适量牛奶和乳糖。然而，他们摄入的乳糖在体内的消化吸收路径和结果与正常人截然不同。地中海地区居民通常患有乳糖不耐症，他们不能消化乳糖，而大多数心智寿命没有得到充分发展的人是能够消化乳糖的。[②] 为什么消化乳糖的能力如此重要？因为典型的心智长寿达人自身无法消化吸收进食的乳糖，但他们体内的微生物可以。

[①] 根据美国农业部（USDA）对外农业服务局 1999 年进行的调查显示，人均消费奶酪最多的国家按降序排列依次是希腊、法国和意大利。希腊人每年进食 23.6 kg 奶酪，比美国大约多出 40%，是英国的三倍。

[②] 大约 99% 的日本人（和 95% 以上的东南亚人）、50% ~ 70% 的地中海人无法消化乳糖。而在美国和英国，这一数值只在 10% ~ 15%。在法国北部，无法消化乳糖的人不足全部人口的 20%，而只有不到 10% 的斯堪的纳维亚人患有乳糖不耐症。

这意味着全脂牛奶中 35% 卡路里的能量不会被绝大多数的心智长寿达人所吸收，这 35% 的能量都是由糖类供给的，而其中又有一半来源于恼人的半乳糖。一杯牛奶中大约含有 10 ~ 12 g 乳糖，这些乳糖只有被分解之后才能被吸收。当患有乳糖不耐症的人进食乳糖后，这些乳糖会进入他们的胃肠道，被存在于胃肠道中的微生物消化吸收，从而产生 X 因素。对于肠道微生物来说，这些乳糖就像是乳制品中的纤维或抗性淀粉。而能够消化乳糖的正常人则不会得到这些健康益处，他们的机体会自行消化吸收掉这些半乳糖。

这是一个严重的问题。半乳糖的活性很高，并且能够迅速形成晚期糖基化终末产物。因此，半乳糖给人体带来的危害比其他任何常见的糖类都大。但这种危害只有当乳糖被消化吸收，将高活性的半乳糖释放到血液中才会发生。

在前文中，我们讲到了法国悖论，即法国人虽然进食有大量饱和脂肪酸（绝大多数来自乳制品），但他们的心脏病发病率却很低。乳糖摄入和人体消化吸收乳糖的能力能够为这一悖论提供合理的解释。从地中海地区向北，人口心脏病发病率持续升高。与之完美对应的是，从地中海地区向北，人们进食牛奶的数量和消化乳糖的能力也呈现出依次提升的趋势。地中海地区的乳制品和其他全脂乳制品相似。一般来说，地中海地区的乳制品含有大量饱和脂肪酸。居住在地中海地区的人会进食大量乳制品，但这并不会对他们的健康产生消极影响，不会提升他们罹患心脏病和其他疾病的风险。对此，最简单的解释是这些居民大多数无法消化乳糖。

其他一些研究表明，进食乳制品的心智长寿达人的心脏病发病率相对较低。在意大利一项有关进食酸奶的研究中，罹患心脏病风险最小的人每天只进食一杯酸奶。对绝大多数不能消化乳糖的意大利人来说，一杯酸奶中含有的乳糖能够提供约 11 g 的可发酵糖类，这相当于纤维每日推荐摄入量的一半以上，以及美国人每日摄入的可发酵纤维的两倍。

同样地，日本人人均每天喝一杯牛奶，从中可以获得 10 g 以上的乳酸形式的可发酵纤维，这也是西方饮食中含有的可发酵纤维的两倍。一项针对日本及冲绳地区老人的研究发现，摄入牛奶越多，老人长寿的可能性越大。从现代遗传学的角度来看，事实上这些老人都应该无法消化乳糖。

这一事实帮助我们理解了长期以来困扰人们的健康难题：日本居民很少进食水果，摄入的蔬菜也不多，就算是钟爱的大豆，他们每日从中获得的纤维也只有 2 g 左右。但与其他低纤维摄入的国家居民不同的是（如人口心智寿命没有得到充分发展的国家），日本居民的结肠癌发病率很低。事实上，营养学家也长期在被这一异常现象困扰着。乳糖可以帮助我们部分理解这一难题，除了 11 g 可发酵糖类之外，大米也会提供大量抗性淀粉，而且大米提供的抗性淀粉量可能会超过 11 g。就算大米提供的抗性淀粉量只有 5 g 左右，乳糖和大米共同提供的可发酵碳水化合物也至少是西方饮食中的两倍，摄入低纤维食物并不会损害健康的谜题由此解开。

但是对大多数心智寿命没有得到充分发展的人来说，他们并不能收获乳糖带来的健康益处，还要承受高活性半乳糖消化进入血液对他们的健康产生的负面影响。美国每年人均牛奶消费量大约在 100 kg，这意味着平均每人每年要消耗 4.5 kg 的乳糖！而这只是美国居民从牛奶这一种食物中摄入的乳糖含量。其他食物中也含有乳糖，具体含量参见表 10-1。

表 10-1 　　　　　　　　食物中的乳糖含量

食物	分量	乳糖含量（g）
炼乳	240 mL	27
酸奶（脱脂）	240 mL	15
酸奶（低脂）	240 mL	14
脱脂奶粉	240 mL	16
低脂或脱脂牛奶	240 mL	12 ~ 14

续前表

食物	分量	乳糖含量（g）
全脂牛奶	240 mL	11
酸奶（全脂）	240 mL	11
酪乳	240 mL	11
希腊酸奶（脱脂）	240 mL	3
冷冻酸奶	120 mL	7
冰淇淋	120 mL	6
乳清干酪	120 mL	3 ~ 5
松软干酪	120 mL	3
半鲜奶油 - 半全脂奶	60 mL	2
淡奶油	60 mL	2
鲜奶油	60 mL	1
重奶油	60 mL	1
美国干酪	28.35 g	2
马苏里拉奶酪	28.35 g	0.5 ~ 1
奶油干酪	28.35 g	0.5 ~ 1
最硬奶酪	28.35 g	0 ~ 1
黄油	15 mL	可忽略不计

　　美国居民（和其他能够消化乳糖的人）食用酸奶，是因为他们了解到有研究表明酸奶有益健康，就像我们之前提到的意大利针对酸奶进行的研究。尽管心智长寿达人会摄入牛奶以及未完全发酵的，像酸奶这样的乳制品，但他们中的绝大多数人并不会受到乳糖负面效应的影响。这一点很重要，因为半乳糖与包括白内障、糖尿病和癌症在内的许多疾病都相关。

　　对于我们这些非心智长寿达人来说，这里有一些小贴士可以帮助我们更好地从乳制品中获益。

◆ 如果你能够消化乳糖，那么最好不要喝牛奶。我知道这个建议听起非常奇怪，但有研究表明，牛奶（尤其是半乳糖）是心血管疾病发病的主要原因，且很有可能引发神经退行性疾病。如果你身上存有北欧或西欧血统，请尽量避免食用液态奶（牛奶、山羊奶和绵羊奶等）以及冰淇淋一类的奶制品。而硬质奶酪、黄油、奶油、酸奶油和其他乳糖含量很少的奶制品则是不错的选择。

◆ 如果你不清楚自己是否能够消化乳糖，那最好避免食用牛奶和其他含有乳糖的乳制品，如冰淇淋、酪乳或酸奶。

◆ 如果你不能消化乳糖，并因为肚子胀痛早已放弃食用乳制品并转换为食用不含有乳糖的食品，那就大错特错了。你选择的食品并不是完全不含有半乳糖，它们只是将乳糖分解为葡萄糖和半乳糖后再被吸收利用，这同样会产生负面效应。

◆ 不管你的乳糖消化能力如何，都不要食用大量乳酪。大量摄入乳酪会给你的身体带来很大的健康隐患。我建议你参照地中海地区心智长寿达人的方法，摄入适量风味奶酪。但要注意的是，传统地中海奶酪主要由自由放养动物的乳汁制成，含有较高比例的 Ω-3 和 Ω-6 多不饱和脂肪酸。因此，你应该尽量选择那些用食草动物的乳汁制成的奶酪。

◆ 不要服用补钙剂。因为一些研究发现，钙元素和动脉粥样硬化病症之间存在相关性。你可以偶尔补充些维生素 D，每次大约 400 IU 就足够了；但如果你长时间待在室内，可以适当多补充一些。

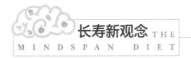
长寿新观念 THE
MINDSPAN DIET

进食可发酵的碳水化合物能够帮助体内微生物产生 X 因素。X 因素可以从食物中直接获得，也可以通过机体肠道中的微生物产生并同机体其他部分分享。以上任何一种来源的 X 因素都可以帮助机体消化处理进食的碳水化合物，让这些碳水化合物发挥出积极作用。

因此，我们可以食用含有丰富碳水化合物的食物。菊苣的根和叶、莴苣、韭菜、大蒜、洋葱、各种豆类、大麦（珍珠大麦）、蒸谷米或专门制作的白米饭都是不错的选择。

如果你无法消化乳糖，但进食乳糖不会使你感到很不舒服，那就随心所欲地去进食一些牛奶和其他乳制品吧。如果你能够消化乳糖，那最好选择一些其他类型的可发酵碳水化合物来食用。

如果你能够消化乳糖，可以考虑食用一些益生元（如低聚果糖或果糖）或是可发酵纤维补充剂。不管你身体消化乳糖的能力如何，进食一些纤维丰富的豆类和蔬菜都能够为你体内的微生物提供"食物"和生产 X 因素的原材料。如果你平时会进食大量红肉，可以试着用低铁含量、含有大量可发酵碳水化合物的食物来取代它。

地中海地区居民人均酒精摄入量居世界第一。其中，法国又是第一中的第一，法国人每周会饮用 1.25 L 的酒类饮品（大约每天一杯，大多数是红酒）。意大利人紧随其后，每周酒类饮品摄入量为 1.1 L。地中海地区居民的酒精摄入量存在地区差异，但酒精仍然是一种重要的 X 因素。例如，法国人的酒精摄入量比希腊人多出 50%，而希腊人的酒精摄入量要比英国人和美国人少得多。发酵乳制品和酒精摄入量最多的国家人口肥胖症发病率最低（大约只有 10% ~ 25%），而在那些摄入发酵乳制品和酒精量最少的国家，人口肥胖症发病率却最高，大约在 30% ~ 45%。换句话说，摄入高发酵食物的国家的人口肥胖症发病率是摄入低发酵食物国家的一半。

同地中海地区居民的饮酒量同样重要的是他们的饮酒方式。总体来说，地中海地区居民一般会选择饮用红酒，并且相较于美国和其他西欧国家，他们饮酒更为频繁，饮酒量也更为适中。尽管他们的整体摄入量偏高（大约占每日总卡路里的 10%），但他们并不会狂饮，而是搭配餐食饮用。他们同样会从水果、蔬菜、谷物、乳制品和含有抗性淀粉的面食中摄取大量可发酵碳水化合物，这些食物同样也是肠道微生物生产 X 因素的重要原料。

无法消化乳糖的心智长寿达人（几乎包括了所有日本人和绝大多数生活在地中海地区的欧洲人）每日从发酵食物如酒精、纤维和抗性淀粉（抗性淀粉主要来自蔬菜、水果、谷物、牛奶及酸奶）中能够获得多达 30% 的能量。这一数值是美国和英国的两倍。

如果你不喝酒，也没有必要开始学着喝酒，获得 X 因素的方法还有很多。具有讽刺意味的是，在现代社会中，精制碳水化合物同空热量一样被污名化了。对于心智长寿达人来讲，这些精制碳水化合物是他们体内的肠道微生物生产 X 因素的主要来源。心智长寿达人的饮食习惯、苗条的身材、健康长寿的纪录以及心智寿命的充分发展有力地证明了，X 因素是调控机体饥饿感，控制机体健康的重要因素。

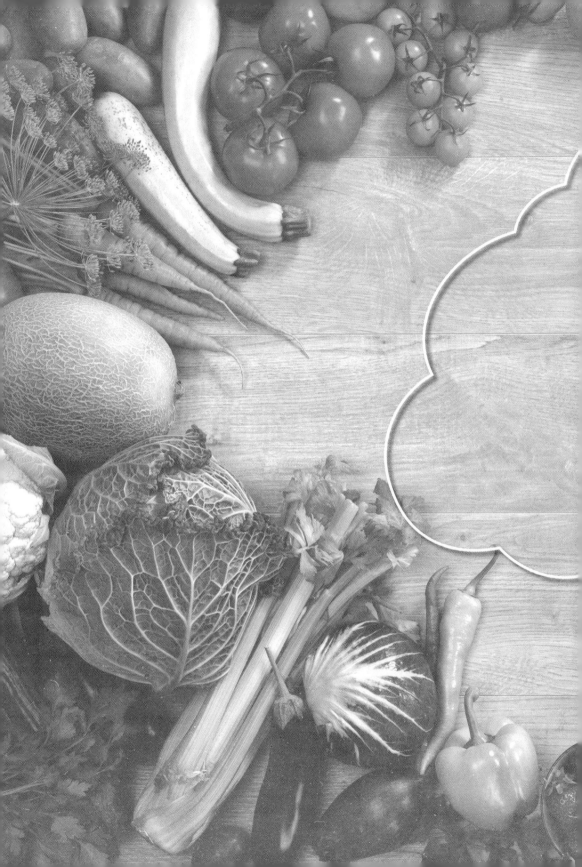

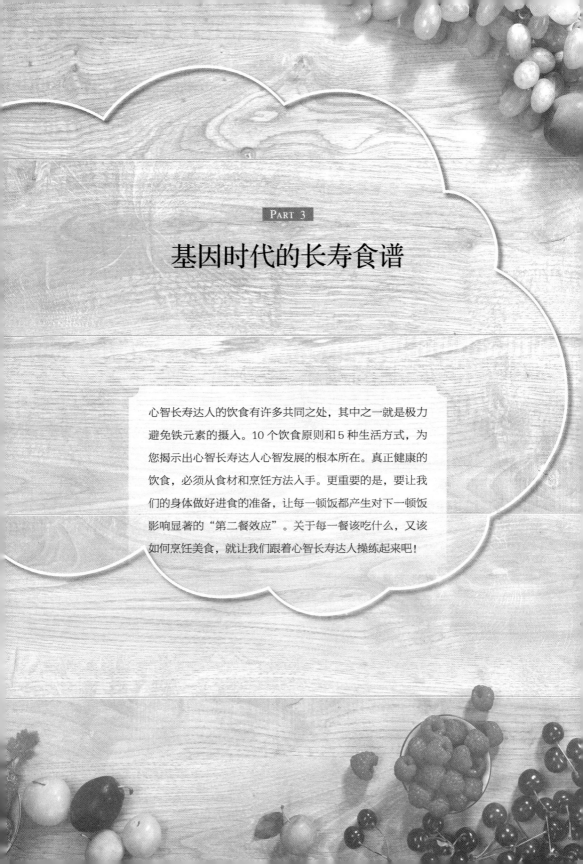

PART 3

基因时代的长寿食谱

心智长寿达人的饮食有许多共同之处，其中之一就是极力避免铁元素的摄入。10 个饮食原则和 5 种生活方式，为您揭示出心智长寿达人心智发展的根本所在。真正健康的饮食，必须从食材和烹饪方法入手。更重要的是，要让我们的身体做好进食的准备，让每一顿饭都产生对下一顿饭影响显著的"第二餐效应"。关于每一餐该吃什么，又该如何烹饪美食，就让我们跟着心智长寿达人操练起来吧！

心智长寿饮食的特点

狂热行为无法替代深刻理解。

——H. H. 威廉斯

THE

MINDSPAN

DIET

在践行健康饮食之初，我想这一定很容易，因为我知道谁是我的效仿对象。我将世界上生理和心智寿命最长的人整理到了一个简短的心智长寿达人列表中，从公认的健康、长寿、认知能力发展居于世界领先地位的日本人和地中海人的饮食习惯开始学习。

然而，正如本书前言中所说的那样，我第一次模仿心智长寿达人饮食习惯的尝试进展得并不顺利。我的大部分行为都是以自己那时对他们饮食习惯的浅薄理解为基础的。只有在深入挖掘研究之后，我才发现美国售卖的多数橄榄油并不是纯橄榄油，甚至那些被认定为是 100% 特级初榨的纯橄榄油也不是，这些橄榄油和地中海橄榄油之间存在着很大的差异。不过，也有少量橄榄油和地中海地区的橄榄油十分接近。简单来讲，在挑选橄榄油时，那些经过冷榨处理，越不透明、深绿色越重的越好。

当我吃掉黑巧克力并将杯子里的红酒一饮而尽时，我的头痛发作得更加频繁起来。我也是在试验多次犯了多次错误之后，才知道哪些类型和品牌的巧克力和红酒可以放心食用。我也曾食用了大量牛奶和酸奶。由于我能够消化乳糖，因此，乳糖对我来说并不意味着可发酵纤维，摄入的奶制品没有给我带来一丁点儿健康益处，大量摄入半乳糖反而给我的身体造成了伤害。在无节制地摄入奶制品的同时，我也进食了过量的乳酪和黄油，这让我体内的胆固醇和低密度脂蛋白水平远远超出了合理范围。事情不能够再糟了，但那时的我还没有完全理解过量铁元素的危害。

后来，我发现地中海地区的面食和面包同美国有很大差别，即便是那些手工面包和乡村面包也是如此。小的差别不可胜数，如使用的发酵剂和粗粒小麦粉，但最主要的差别还在于两者的铁元素含量。地中海地区的意大利面、面包、大米和其他谷物食品中都没有特意强化铁元素含量，这些食物中的铁元素含量也不会像美国同类食物那么多。像美国和其他发达国家的大多数人一样，我以为自己吃的是正宗地中海食物，但事实上，我正在用过量的铁元素毒害着自己。现在我已经放弃食用黄油，转而购买地中海地区售卖的高质量橄榄油了。因为乳糖的缘故，我也不再食用牛奶和酸奶，转而开始食用更多的面食和大米，但在选购时，我会尤其注意避免购买铁元素过量的谷物产品。此外，我吃的面包几乎都是自己做的。一般来讲，有机面粉、意大利面食、面包中都不会额外添加铁元素。所以，在购买食材时，我会首选有机食品，之后再仔细研究标签，看这些食物是否添加了铁元素。经过这一番调整之后，我感觉良好，胆固醇水平和其他生物标记物水平也回到了合理范围之内。

随着你在饮食和生活习惯上做出的关键性改变，不妨将自己的目标设定得更高一些。不要给自己设限，将心智长寿达人平均的心智发展水平设定为自己可以达到的最佳目标。我认为就算是对日本和地中海地区居民来说，降低铁元素的摄入量仍然能够提升他们的心智寿命发展水平。许多饮食和环境因素都会影响心智寿命的发展，但铁元素无疑是其中最重要的因素。

减少铁元素的摄入

随着对阿尔茨海默病和其他类型神经退行性疾病了解的加深，我愈加发现铁元素在其中扮演的角色尤为重要。基于本书介绍的两大原则：基因＋

环境＝性状及 AP 规则，所有关于铁元素对健康具有负面影响的证据在此都说得通。AP 规则讲的是一些对我们年轻时有益的基因会在生命的中后期对身体造成危害。环境因素也是如此（如膳食中的铁元素），因为它们和基因（如 APP）的互动影响着我们的性状，一方面，环境既可能促进心智寿命的发展，另一方面，也有可能让人们患上阿尔茨海默病。

铁元素是保证身体和大脑正常运转的重要营养元素，但我还是要强调，发达国家中的大多数成年人都摄入了过多的铁元素。发达国家中，日本女性体内的铁元素存积最少，寿命也最长，阿尔茨海默病的发病率也最低。但是不像其他国家的女性，日本女性身体内存积的铁元素在绝经之后会迅速上升。不过，控制铁元素的摄入仍然能够降低她们罹患阿尔茨海默病的风险，也能够让她们生活得更为健康长久。

最新的研究表明，对于发达国家来说，阿尔茨海默病是仅次于癌症的第二大致死疾病。过量的铁元素摄入是造成人们罹患癌症和其他高致死率疾病的主要原因。因此，随着发达国家开始了解并控制膳食中的铁元素摄入量，人们的生理寿命和心智寿命将会继续向积极的方向发展。

我在研究中发现，尽管大米和面食是人类历史上长寿饮食文化的基石，但它们仍备受嘲讽与冷落。对此，我一直感到困惑不解，直到我意识到精制碳水化合物在一些进行生物医学研究的国家被标记为健康杀手时，才慢慢理解了其中的缘由。对于大米、小麦和玉米等食物，我们无法用肉眼区别出强化铁元素与没有强化铁元素之间的区别。强化铁元素的大米、小麦和玉米中不仅含有大量铁元素，而且是西方国家消耗最快的碳水化合物。（注：美国是世界上唯一一个在以上三种食物中都强化铁元素含量的国家）大多数探讨精制碳水化合物危害的研究都是以食用这些消化快速、高含铁量碳水化合物的人为研究对象的。所以，这些人因此患病也就见怪不怪了。

10 个饮食原则和 5 种生活方式

我对心智长寿达人饮食习惯跌跌撞撞的探索和研究对你们来说是一件幸事。事实上，尽管其背后的科学原理非常复杂，但实际的饮食计划却很简单。下面列出来的就是能够帮助你最大限度发展自己心智寿命的十条关键性建议。在这十条建议之后，我还列出了影响心智寿命发展的五条重要生活方式。这里面的一些方式在本书中并没有详细介绍，如冥想、睡眠和锻炼，但它们和改善饮食一样共同影响着我们生活的方方面面。在本书结尾部分，我提供了一份心智长寿达人的饮食建议备忘单，你可以将它撕下来贴在冰箱上。

1. 控制铁元素摄入。如果你是一位成年男性或绝经女性，应该先测量一下自己体内的铁元素含量，并以此调整自己的铁元素摄入习惯。营养标签上的铁元素每日营养摄入量针对的是青少年男性以及正常行经的女性。如果你不属于以上两类人群，那么营养标签上的铁元素每日营养摄入量除以四才是你每日应摄入的铁元素总量，尤其要注意早餐燕麦的摄入。应及时监控你体内的铁元素和血清铁蛋白水平，确保它们处在正常范围的下限左右（至少每年检测一次，参见附录 A 可获得更多信息）。除非测量结果显示你是缺铁性贫血，或者你出现了明显的缺铁症状，否则不要轻易进食铁元素补充剂。如果你日常喝的是水龙头里流出的自来水，并且水龙头是老式铁质的，那一定要让水留到干净、冰冷为止，然后将水装进干净的瓶子里，既可立即使用，也可存储备用。如果你使用的是铸铁炊具，不妨换一套非铁炊具。同样，你也可以考虑献血。

2. 控制红肉摄入。红肉是生物可利用铁元素的主要膳食来源（血红素铁），其中含有大量蛋氨酸。血红素铁能够协同促进机体对非血红素铁的吸收。能够促进心智寿命发展的最佳饮食基本上是素食，很少甚至几乎不含有红肉。最佳的蛋白质来源按降序排列依次是：谷物／豆类／蔬菜＞鱼／鸡

蛋 / 乳酪 > 家禽 > 红肉。

3. 放慢进食速度。日本和地中海地区居民的饮食习惯都不约而同地减轻了人体的消化负担。他们的进餐顺序首先是 X 因素，然后食用一碗血糖指数较低的汤或沙拉。在用餐的后半段，他们会食用健康的碳水化合物。这整个过程都平缓放松的。

4. 进食健康的碳水化合物和脂肪。心智长寿达人们不约而同地都会食用大量的健康碳水化合物。他们主要从蔬菜和 LIGIR（低铁、低血糖指数的精制食物）碳水化合物、意大利面、大米（最好是蒸谷米）和发酵面包中获取碳水化合物。同建议 1 一样，要尤为注意这些谷物食品中的铁元素含量。此外，心智长寿达人还会注重保证 Ω-3 和 Ω-6 多不饱和脂肪酸的摄入比例。健康碳水化合物会占据他们饮食结构的 45% ~ 60%，健康的脂肪会占他们饮食结构的 25% ~ 40%。如果你患有代谢综合征或是前驱糖尿病，那就更要严格控制铁元素的摄入，摄入的脂肪要在接近理想摄入范围的上限（即 40% 左右），直到你的血糖和胰岛素水平恢复到正常范围内。人体内铁元素存积减少之后，罹患糖尿病的风险也会大大降低。饱和脂肪酸和多不饱和脂肪酸的摄入量不需要过多担心，但如果你体内的低密度脂蛋白高于 110 mg/dL，那就要控制动物饱和脂肪酸的摄入量了。

5. 不要喝牛奶（如果你能消化乳糖）。不要喝牛奶，尽量少吃冰淇淋、酸奶、松软的干酪以及其他含有大量乳糖的奶制品。对大多数人来说，适度吃一些含有微量乳糖的乳酪、奶油、酸奶油、黄油和其他乳制品没有问题。这也许听起来有些不可思议，但只有不能消化乳糖的人进食含有乳糖的食物时，乳糖才能被肠胃中的微生物消化和吸收，进而产生 X 因素，让机体从中获得益处。

6. 给大脑提供所需营养元素。相较于一般人而言，那些心智寿命较长的人会进食较多的鱼类和海产品，但他们又不会进食过多，如日本人就会摄入适量的鱼类，但不会过多，一天最多吃一次鱼的日本人占全国总人口的 95%。他们尤其会避免在一顿饭中进食大量鱼类食物，而大量进食鱼类在认知能力发展不良、心智出现过早衰退迹象的人群中很常见。因此，一周应吃少量或适量的鱼。一般来讲，我平均每天都会吃一次一口量的腌制鲱鱼，一周至少吃一次沙丁鱼或凤尾鱼。这些小型鱼类通常含汞量很低，是心智长寿达人的最爱。如果你是素食主义者，可以通过食用由海藻制成的 DHA 和 EPA 补充剂来替代鱼类食物。

7. 搭配餐点饮用咖啡、茶和红酒。心智长寿达人遍布世界各地及不同文化的国家中，他们的共同特点之一是会搭配餐食饮用咖啡、茶和红酒。这些饮品会阻碍人体对铁元素（也会阻碍人体对其他矿物元素的吸收，所以不要过量饮用）的吸收。相较于茶、咖啡、可可和其他常见的铁元素吸收抑制剂而言，红酒的效力没有那么强。而其他酒类则会促进铁元素的吸收，所以，总体来说，红酒也是一个不错的选择。红酒良好的抑制作用也解释了为什么相较于其他酒类，它对生理寿命和心智寿命产生的积极作用更大。

8. 适度饮酒。如果你饮酒，控制在一天两次（如果你身材娇小，应相应减少饮酒量），并且尽量将喝酒过程延长一些。红酒是酒类饮品的最佳选择，你可以搭配餐点慢慢享用。当然，如果你从不饮酒，那就再好不过了。

9. 控制糖分摄入。减少白砂糖的摄入量，在面对糖分很高的甜水果和甜度较低的水果时，尽量选择后者。不要吃甜度较高的水果的原因不在于碳水化合物，而在于果糖。果糖是白砂糖和水果的主要构成成分。

10. 补充维生素 B 和维生素 D。你可以偶尔补充些维生素 B（叶酸、B₆、B₁₂ 和烟酸）和维生素 D。如果长时间待在室内的话，那你就要经常补充一些维生素 D。除非有可信赖的医疗人员医治你的营养元素缺乏问题，否则你没有必要大量服用任何营养元素补充剂。在购买营养补充剂时，一定要挑选高质量并且能够 100% 提供每日建议摄取量的产品。一次性补充多种维生素 B 的复合维生素 B 片的唯一作用就是让我们的尿液呈现出各种各样的颜色。

可以改善心智寿命发展的五种生活方式如下。

1. 保持内心平静。每天花几分钟时间来让自己的内心平静下来。这样的练习又叫冥想，对身体和大脑的好处不言而喻。对于冥想为何对我们的身心和大脑有益有着多种多样的猜测，但我们尚未得知其中的缘故，我们只知道一项又一项的研究都揭示出了冥想的积极意义。

2. 动起来。心智长寿达人都是喜欢运动的人。他们中有许多都是农民或牧羊人，或是绝大部分时间都在运动的人。并且有研究发现，长度较长的端粒和多种不同的日常锻炼相关。所以，不要一整天都待着一动不动。平日里要适度锻炼，保持积极活跃的运动状态。设立锻炼目标，一周锻炼两到四天。在锻炼时，要每隔一天休息一次。出汗是降低体内铁元素存积量的有效方式，并且是唯一一个众所周知的可以加速体内铁元素排出的自然方式。

3. 保证充足睡眠。地中海地区居民的午睡时间很长。充足高效的睡眠是健康长寿和大脑正常运转的保证。如果条件允许的话，小憩也是不错的选择。有研究发现，睡眠时间短（每晚睡眠时间少于 5 小时）的人不仅死亡率很高，端粒也更短（生理年龄更老）。确保每晚能够睡足 6.5 ~ 8 个小时，只有这样才能获得充分的休息。

4. 保有好奇心和敏锐性。许多研究发现,通过建构认知储备,学习新鲜、有趣及有挑战性的信息是保证心智敏锐的关键因素。

5. 减少发炎。如果要选择止痛药,建议你选择非甾体类抗炎药,如阿司匹林和布洛芬。在用药之前请记得咨询你的医师,因为这些药物都会引发出血等显著副作用。

哪些该吃,哪些不该吃

每顿饭中都应该摄入的食物

◆ 健康的碳水化合物:意大利面或高直链淀粉米(最好是蒸谷米或速煮米),可将米饭蒸熟或煮熟后存储在冰箱中,食用时加热即可。

◆ 蔬菜,包括绿叶菜如叶用莴苣、羽衣甘蓝、琉璃苣、海藻、海带和菠菜。

◆ 豆类。

◆ 醋。

◆ 咖啡和茶(含咖啡因茶或香草茶,不要饮用去咖啡因茶),搭配食物饮用。

◆ 适量的橄榄油和少量黄油。

应适量食用的食物

◆ 鱼类和其他海产品。一天至少从鱼类和海产品中获取 2% 的能量。选择体型小、多脂肪、低汞含量的鱼,如鲱鱼、沙丁鱼和凤尾鱼。

◆ 乡村面包,如意大利夏巴塔或发酵面包。

◆ 水果,尤其是不含糖水果,如番茄。

◆ 乳酪和其他不含乳糖的奶制品。

◆ 鸡蛋。

应避免食用的食物

◆ 红肉。减少红肉的摄入量,甚至不要再吃红肉。心智长寿达人们的一个尤为突出的共同特点就是红肉在他们的饮食中所占的比例特别小。

◆ 大多数动物蛋白，如家禽、牛奶和其他含有牛奶的乳制品。

◆ 缺少 X 因素的高血糖指数碳水化合物（大多数商店售卖的白面包和全麦面包）。

◆ 糖类添加剂、含糖饮料和其他大量浓缩糖和乳糖（乳糖和加糖炼乳）。

◆ 过分油炸的食物，尤其是外出就餐时，一定要注意避免食用不明油类油炸的食物。

男性和非正常行经女性不应该吃的食物

◆ 添加铁元素的食物，尤其是大量添加铁元素的早餐燕麦（包括冷食和热食）。避免使用添加铁元素的面粉、饼干，商场售卖的白面包、大米、大多数粗面粉和精面粉、比萨、意大利面、玉米饼、松饼、蛋糕……不一而足。在选购食品时，一定要注意"铁"字字样。最让人迷惑的是还原铁，因为这并不意味着食物中含铁量较少，还原铁只是铁元素添加剂的另一种形式。

正宗的地中海饮食

本书收录的心智长寿达人食用的主要食物和烹调方法基本上都是地中海式的，而这其中，又以地中海里维埃拉地区为主。当前，烹饪这些食物所需要的关键食材唾手可得。意大利食物做起来简单方便，已经成为美国和许多其他国家和地区居民最爱的一种饮食。像日本、撒丁岛、希腊、西班牙和哥斯达黎加这样传统的人口心智寿命较长的国家和地区，其居民的饮食习惯也给我们的健康饮食提供了一些灵感。

本书还收录了日本传统饮食和其他亚洲国家的烹调方法，但许多日本饮食中的食材很难找到，相较于里维埃拉地区，日本料理的烹饪方法也更难一些。但我们也不必对此太过忧虑，还记得冲绳料理和中国菜很像吗？

只不过前者保持着日式的饮食风格而已。所以，可以延长心智寿命的并不只是日本食物，也包括了食物的整体特点以及食用食物的习惯。这是日本人和其他心智长寿达人饮食的主要差别。如果你没有办法吃到海草和海带，可以选择生菜、罗勒、琉璃苣、菠菜、百里香、鼠尾草、羽衣甘蓝、西芹、香菜以及其他任意一种不错的绿叶菜和香草。记住，茶和咖啡也可以达成相似的营养效果。

传统的冲绳饮食以及冲绳居民惊人的生理和心智寿命给我们上了生动的一课。这些情况表明，如果中国和其他亚洲菜在烹调过程中选择食材恰当，再加以正确的烹调和食用，这些食物也会带来同日本料理一样的长寿效果，对其他食物而言也是如此。不管各种健康饮食有着怎样不同的特色，但总有一些关键性因素，如尽量少吃红肉，从含 X 因素的汤类和开胃菜（发酵和可发酵的）开始食用，随后食用 LIGIR 碳水化合物，通常可以是意大利面和大米等。中餐中与冲绳饮食最相近的是福建菜。福建菜少油轻盐，但依然很有味道。在其烹饪的过程中，食材的味道可以被突出出来而不会被调味品掩盖。福建菜同样以它的汤类最为著名，与日本不同，福建菜中汤类的烹调方法很简单。

地中海里维埃拉地区居民饮食中的脂肪含量要多于日本本岛和冲绳地区，但不论是总体脂肪还是动物脂肪，里维埃拉地区饮食中的含量都比法国和地中海其他地区的饮食要少。一项关于里维埃拉地区饮食的传言倒是真的，他们食物中的大多数添加脂肪源于橄榄油。当我第一次为了健康开始尝试地中海饮食时，我以为里维埃拉地区的心智长寿达人会和其他法国人一样食用大量黄油和奶油，但事实并非如此。对此，雅克·梅德森（Jacques Médecin）在介绍传统尼斯饮食的经典图书中已做出了清晰说明。里维埃拉地区居民的每一份食谱都会使用大量橄榄油，偶尔会加一些黄油和奶油，很少添加牛奶。传统利古里亚烹调方法也以少黄油、奶油，少放或不放牛奶为特点。本书介绍的心智长寿达人的烹调方法以地中海传统饮食为基础，同时兼具日式饮食的特点。如在一些菜肴中，我会依循日本饮食中少脂肪的做法，这也是心智长寿达人的饮食和烹调方法的核心。

好了，现在您可以翻到下一页开始践行心智长寿达人们的饮食原则了，祝您胃口大开。

Chapter

12

如何准备食材

工欲善其事，必先利其器。
——《论语·卫灵公》

THE

MINDSPAN

DIET

阅读这本书时，你也许会好奇这些烹调方法是否需要相应的异国食材或神秘的烹饪器具和技术。好消息是，你所有这些担心的答案都是否定的，所有食谱采用的都是最简单的标准器具和技术。心智长寿达人饮食所需的食材大多数都是厨房里常见的主食。要记住，所有精选出来的食材（要想最大限度地发展自己的认知能力，这些食材无可替代）都对发展心智寿命至关重要，下文列出的都是你需要准备的食材。

水

不管做什么食物都要添加水，包括意大利面、米饭和面包。在接水时，应让自来水一直流，直到放出来的水足够凉为止，然后将这些水储存在大瓶子中备用。由于管道（尤其是老式管道）常常是铁质或铜质的，所以，最好在家里的自来水龙头上安装一个除铁过滤器。自动制冰机同样也是一个需要我们关注的问题，因为它直接从水管中接水制冰，制作出来的冰块难免会有铁元素过量的问题，所以，应该尽量用冰盒和铁元素不超标的健康水制冰。

香料

尽量使用新鲜的香草和香料，尤其是迷迭香、罗勒和鼠尾草，它们在干燥后会有另一种完全不同的香味，而且迷迭香很难再次水合。其他可用的香草有百里香、月桂叶、马郁兰和牛至（马郁兰和牛至同属于牛至属植物，牛至味道稍重）。黑椒、红辣椒碎、姜黄粉、咖喱粉和大蒜碎粒都是厨房的必备香料，当然也包括食盐。

谷物

有机谷物 与美国以及其他国家售卖的大多数谷物食品不同，有机谷物中没有添加铁元素，所以应尽可能选择有机谷物。有机谷物食品包括面包、面粉、意大利面食、玉米饼、饼干、谷物早餐以及其他谷物食物。在选购食物时，请仔细阅读营养标签，尤其要注意"还原铁"这样的眼儿。如果食物标签上注明含有"还原铁"，说明食物中仍添加了铁元素。

未添加铁元素的面粉 除指定要用小麦粉、全麦面粉和其他类型面粉外，尽量选用未经漂白、未添加铁元素的白面粉。一定要保证选用的面粉没有添加铁元素。

意大利面食 意大利面食一定要以正确的方式来制作。意大利面食形式各异，既可以当做主食，也可以作为配菜。我们既可以在意大利面食上浇上口味浓重的调味酱食用，也可以撒上香草和少量橄榄油或与黄油一起食用。你可以参照地中海里维埃拉地区心智长寿达人的传统饮食习惯，尽量将食物做得健康又有滋味。至于其他谷物，也尽量购买有机或未添加铁元素的食品。在美国和其他许多国家中，添加铁元素的食物十分常见。

◆ 做意大利面食时一定要保证其有嚼劲儿。

◆ 尝试使用不同种类的干意大利面而非新鲜面食，这也是利古里亚和其他地中海地区居民常用的标准做法。干意大利面做法方便且品质不错，口感和味道也很好（出于以上原因，本书中介绍的意大利面食大多数只介绍了调料汁的做法）。

◆ 严格控制摄入量。一般来说，每人每天食用大约 200 g 的意大利面食就够了。应按照身体比例和是否在节食来调控摄入量。

血糖指数较低或适中的大米　一定要确保你食用的大米没有添加铁元素（最安全的选择是进口自日本、印度、巴西和泰国的大米）。在选购之前，你应该仔细阅读成分标签，确保购买的大米中没有额外添加铁元素。一般来说，未添加铁元素的大米能够提供的铁元素占铁元素每日推荐摄入量的 0% ~ 2%，可以提供约 150 卡路里的能量，而强化铁元素含量的大米提供的铁元素大约占每日推荐摄入量的 6% ~ 8%。将剩下的大米和意大利面食存储在冰箱中不仅方便食用，也可以提高其中的抗性淀粉含量。可参照意大利面、大米和大麦一节来了解如何做出一份完美的米饭和意大利面。

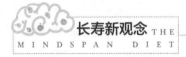

长寿新观念 THE
MINDSPAN DIET

大米的种类繁多，以至于没有人确切知道到底有多少种，但通常认为约有 40 000 种左右。因此，除了口味和质地之外，不同种类的大米在许多方面都有很大差异。其中两种与机体健康息息相关的特质是血糖指数和直链淀粉含量，后者对于形成抗性淀粉至关重要。而抗性淀粉的含量取决于大米中原有的直链淀粉含量以及这些大米的制作方法。

总体来说，尽管一顿饭的整体血糖指数更为重要，但也应尽量选择低血糖指数的大米和意大利面食（具体数值见表 12-1）。可接受的特定碳水化合物则取决于你日常的运动量和餐饭中的其他食物。例如，日本粳稻的直链淀粉含量中等，但只要制作得当、吃法正确，它的血糖指数就不会高。下列表格（表 12-1）中列出了不同种类大米和意大利面食的血糖指数和直链淀粉含量，在选购时，你不妨以它为参考。一般来讲，血糖指数低于 55 是最好的，55～75 居中，属于可接受范围，75 以上就有些偏高了，进食血糖指数 100 及以上的大米和意大利面食则相当于直接注射葡萄糖。就我自身来讲，我喜欢配比 1/2～2/3 的籼米（一般来说是蒸谷米）和 1/3～1/2 的粳稻米，这样搭配出的米饭的血糖指数约在 45 以下。

表 12-1　　　　　　　　　食物的血糖指数和直链淀粉含量表

食物	血糖指数	直链淀粉含量 %[①]
蒸谷米、籼米	30～50	22%～28%
巴斯马蒂大米	50～65	22%～26%
蒸谷米与中等直链淀粉含量的米（泰国茉莉香米）	50～60	15%～18%
籼稻糙米	40～50	22%～26%
小麦意大利面（非全麦）	45～60	25%～30%
蒸粗麦粉（非全麦）	60～70	25%～30%
粳米（日本米，如越光米）	50～75	15%～18%
粳稻糙米	50～70	15%～18%
Calrose 糙米（美国粳米）	75～85	14%～17%
Calrose 大米（美国粳米）	82～86	14%～17%
茉莉大米	70～110	13%～18%
蒸糯米	70～90	0%～2%
糯米	75～100	0%～2%
糙米意大利面食	80～90	变动较大

大麦　同大米一样，大麦容易制作且口感较好。尽管珍珠大麦同大米一样，属于精制食物，但前者的纤维含量更高。大麦纤维多散布在其淀粉

---

① 表格中指的是相对直链淀粉含量百分比。

质胚乳中，而大米纤维则分布在外糠和胚芽中，在精制过程中，大米外部的麸皮和胚芽都被去掉了，也就损失了大量纤维。这也是大麦的血糖指数比大多数大米及其他谷物要低的原因。一般来讲，烹煮珍珠大麦要花费 40 分钟，其他形式的烹饪方法也要花上 10 ~ 15 分钟。在买回大麦后，要立即打开盛装容器并确保没有腐败的味道。如果刚买回来的大麦味道不好，建议去商场退货。就我自身来讲，我烹饪大麦的方法与烹饪大米的方法相同，都是遵循日本人的做法，在做之前先用清水冲洗几次。

燕麦 作为一种谷物食品，燕麦中含有大量多不饱和脂肪酸，因此燕麦很容易烹饪，很快就能烂熟。同买来的大麦一样，燕麦也需要我们做嗅觉检测，不要食用有酸腐气味的燕麦。燕麦含有很高的铁元素，但其中的大部分铁元素都不具有生物可用性或不能被人体吸收。出于以上原因，我建议一周进食两到三次燕麦，将少量燕麦和大米混合食用，因为大米中的多不饱和脂肪酸含量很低。要是能用珍珠大麦或普通大麦代替燕麦和大米混合食用更好。

家庭烘烤面包 大多数乡村面包和手工面包都是用添加铁元素的面粉制作的，应尽量少吃。不幸的是，传统使用未添加铁元素面粉制作的乡村面包现在已很难找到了。我通常都是自己做面包，本书中也介绍了一些基本的面包制作方法，你可以按照我的方法来做（做面包并不像看起来那么麻烦恼人）。同样，我也自己做腌制小菜。在我看来，自己做的总比买的好。在自制食材一节，你可以找到面包和腌制小菜的具体做法。

面包机可以自动烘焙面包，但利用面包机烘焙出来的面包常常没有手工面包质密和有嚼劲儿。这部分是因为面包机烘焙面包时用的是酵母，当然这也和面筋含量、面粉类型有关。要制作出质密有嚼劲儿的面包，就要使用酵头发面，并加一些面筋或粗粒粉。后文的食谱中也介绍了一些具体的制作方法。加一些蔬菜（如南瓜）可以提升面包的质地和营养价值。

如果你不喜欢自己制作面包，更倾向于去本地面包店购买面包，那就要格外小心了。在我去过的美国的每一家声称手工制作面包的面包店中，他们使用的面粉全都添加了铁元素。所以，在购买面包时要仔细核查。如果你想让面包店烘焙师制作不添加铁元素的真正传统面包，我建议你带着未添加铁元素的面粉和这本书，向他解释为什么传统地中海烘焙食物中不含有过量铁元素。

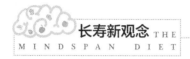

长寿新观念 THE MINDSPAN DIET

我不推荐人们食用不含面筋的食物，除非他们被明确诊断患有乳糜泻疾病。出于健康原因，我建议大家不妨抱有开放的心态，尝试一下心智长寿达人的饮食。我想，在尝试两周多种多样的食物，包括那些含有面筋的食物之后，你的肠胃会很舒服，身体和精神状态也会更好。如果你食用不添加铁元素的小麦仍感到不适的话，我建议你去做一个乳糜泻检测。

如果你一定要食用不含面筋的食品，还有许多健康美味的食材可供选择，这些食材都是心智长寿达人饮食的一部分，如豆类和坚果，鸡蛋、红肉、鱼类和家禽等动物蛋白，水果、蔬菜和大米等。你可以将不含面筋的意大利面食和菜谱部分介绍的任何一种酱汁搭配在一起食用。

X因素和相关食物

醋　不同风味的醋在许多商场都有卖。白醋适合于多种菜肴的烹饪，但你也可以尝试红酒醋、米醋、苹果醋、梨醋和正宗的香醋（不是一般焦糖色的白醋）等。

酱油　购买和使用通过发酵豆类制作的酱油。避免使用水解蛋白制作的合成酱油。

牛奶、乳制品和乳糖 如果基因检测确定你无法消化乳糖，那你就可以放心食用含适量牛奶和乳糖的食物了。例如，添加牛奶的茶和咖啡。加糖炼乳的基本构成成分全是乳糖，食用一些加糖炼乳可以为我们体内的微生物提供能源，促进 X 因素的生成。

如果你能够消化乳糖，则要避免进食牛奶和乳糖，在下一节中，你可以找到这些乳制品的替代品。不管你的乳糖消化状况如何，都可以放心食用适量的黄油、酸黄油（少脂肪）、重奶油和重乳酪，这些食物中都不含有乳糖。

油类和坚果

菜籽油 菜籽油是日本饮食的主要用油。我会遵照日本人的做法，使用菜籽油进行低温煸炒。菜籽油还有其他用处，如制作沙拉调味汁。选购菜籽油时要尽量购买冷榨菜籽油，一次购买量不要超过两个月用量，并且要记得把它存放在冰箱中。

橄榄油 商场中有多种橄榄油，分别使用不同种类的橄榄制成。我用的橄榄油多来自意大利、希腊、西班牙（或三种混合）和加利福尼亚。产自欧洲的橄榄油有着很大的健康裨益。不论煸炒、油炸还是高温烘烤，我都会使用轻质橄榄油。相比特级初榨橄榄油来说，轻质橄榄油在高温状态下才会冒烟，燃点很高。然而，在大多数食谱中，我还是选用了冷榨特级初榨橄榄油。

坚果 坚果的最佳选择有澳洲坚果、胡桃、核桃和杏仁。烤大豆和花生并不是坚果，但它们很像坚果，并且是很健康的休闲零食。坚果含有丰富的多不饱和脂肪酸，在第一次购买时要闻闻它们的味道，尤其是像山核桃和核桃这些容易腐烂的坚果。

蛋白质

沙丁鱼、凤尾鱼和腌鲱鱼　沙丁鱼和凤尾鱼都是小型鱼，鲱鱼稍微大一些（小型鲱鱼也同样作为沙丁鱼售卖），相较于食物链上的大鱼（如金枪鱼），这些小鱼体内的汞元素含量较低。这些鱼都含有丰富的长链 Ω-3 多不饱和脂肪酸、DHA 和 EPA。这三种鱼都可以买到新鲜的活鱼，但是沙丁鱼罐头、凤尾鱼罐头和瓶装腌鲱鱼食用起来更为方便。这三种鱼类食品也是不错的零食，少量咸凤尾鱼对身体健康而言有着很大的益处。

豆类　我经常购买不含盐的豆类罐头，比起干豆和鲜豆，不含盐的豆类罐头做起来更为快捷方便。购买不含盐的豆类罐头主要出于两个原因：购买这些食物能够帮助我们控制食盐的摄入量，罐头里的浓厚汤汁也可以加以利用。这些汤汁中含有丰富的低聚果糖，能够为微生物所用，产生对人体有利的 X 元素。不要清洗这些豆类，可以将汤汁和豆类一起食用，或将汤汁滤出到另一个罐子里储存起来备用。但要注意，豆类食物的效力很强，吃太多很容易腹胀。

豆腐　商场里有多种豆腐出售。做汤或代替鸡蛋（约 85 g 豆腐相当于一颗鸡蛋）要使用嫩豆腐。要是炒菜的话，可以使用老豆腐。而储存豆腐要将其沥干，将豆腐从包装中移出放置在有盖子的容器中，用清水冲干净后往容器中加水，直到没过豆腐的一半，再盖严盖子放入冰箱保存。

关于饮食的整体思考

本书中介绍的心智长寿达人的饮食以日本传统饮食为基础，在日本传统饮食中，早中晚餐食物可以互换。然而，对大多数人来说，我们是吃着特定早中晚餐长大的，已经习惯了不同餐时摄入不同的食物，所以，本书中也提供了专门的早餐菜谱。

前早餐和早餐　一顿早餐应首先从含有 X 因素的食物开始，发酵食物能够帮助你最大限度地发展心智寿命，如味噌汤或腌制鲱鱼。

中餐和晚餐　一天中的任何一顿饭都要进食一些 X 因素，更要用 X 因素结束一天的进食。提供 X 因素的食物包括面包、醋、乳酪、酸奶、酱油、米醋和腌制蔬菜。记住，含有 X 因素、丰富可发酵纤维和抗性淀粉的食物能够为我们带来第二餐效应，这种第二餐效应能够延续到隔天，从而使身体进入健康和舒服的状态。

学做心智长寿饮食

强有力的理由产生强有力的行动。

——威廉·莎士比亚

THE

MINDSPAN

DIET

日本和地中海地区居民有许多我们不具备的饮食优势，但这些优势并不难获得，我们可以通过模仿实现。通常来说，他们的上菜速度有序且缓慢，这样能够保证人体血糖处于平稳的健康水平。心智寿命和生理寿命最长的日本本岛和冲绳居民向我们证明，他们的传统饮食习惯对保持身心健康，延长身心寿命的确有很大的作用。尽管日本本岛和冲绳居民都是日本人，但他们的饮食特点还是有着很大的差异。当然，他们的饮食也有一些关键性的相似点。其一就是不论是早餐、中餐和晚餐，汤类都是最先上来的菜肴。其二就是早餐食物和中餐、晚餐都一样。

心智长寿达人的饮食有着既定的基本规则，每一顿饭都有一个餐前饮食环节。尽管我们不习惯日本的饮食传统，也不会和日本人吃完全相同的食物，但我们仍可以通过饮食管理来获得和日本人相似的健康饮食优势。在这一过程中，最重要的一步就是和日本人一样，使我们的身体做好进食的准备，使机体内的每一顿饭都会产生对下一顿饭有影响的第二餐效应。

前面介绍过心智长寿达人会通过盐和醋等发酵食物来降低食物的血糖指数，但高盐会带来健康风险，同时也不会带来第二餐效应。所以，我建议在日常饮食中，少食用一点盐，多添加一些醋。本书介绍的许多食谱都没有标出盐的含量，但请切记少盐这一简单有效的原则。没有特定标明食盐用量的食谱都应以少盐为原则。

为了能够最大限度地获得第二餐效应，在饭前最好设置一个餐前环节。在餐前环节中，吃一些含有 X 因素的餐前小菜，如味噌（发酵豆类制品）和醋。每一顿饭前都有这样的餐前环节会对健康大有裨益。在每天的第一顿饭前，你的身体刚刚经历了一天中最长的禁食状态，餐前环节正是打破餐前禁食的正确方法。

前早餐

　　打破一夜的禁食要从前早餐开始。由于一夜没有进食，前早餐是最重要的餐前环节。你的身体需要轻松进入进食状态中，并且不能受到脂肪和糖类大量涌入血液的侵扰。

　　通常来说，我会用味噌酱、鱼汤和一茶匙醋做一碗肉汤。对大多数人来说，简单一些的做法可以用腌制鲱鱼罐头中的汤汁来代替鱼汤和醋。此外，还可以向汤里添加各种调料，调制出不同的口味，我经常会加一些黑胡椒、大葱、韭菜、大蒜和其他香草与香料，有时也会加一些蘑菇。在汤中，我还会加一两块鲱鱼、鹌鹑蛋（可以在超市中买到腌制好的鹌鹑蛋罐头）或一些其他的日本料理食材。有时，我也会在汤里放上一些绿茶，这样前早餐肉汤和绿茶就可以完美地结合在一起。这种做法不仅味道绝佳，而且如果早上时间匆忙的话，肉汤和绿茶的结合也可以简化前早餐烦琐复杂的程序。

在一天中的每顿饭之前，我会吃一些自制的腌黄瓜。你也可以选择商店里售卖的腌黄瓜，但并不十分理想，我常常会倒掉半瓶买来的腌黄瓜中过咸的汤汁，再倒入一些家里自制的少盐多醋，放有其他调料的腌制盐水（自制腌制盐水的方法参见自制食材一节）。

想要在中餐和晚餐前享用这些餐前美食并不难，但许多人并不习惯在早餐前再来一顿前早餐。试着把前早餐作为早起后的第一要务吧，如果你只是不习惯日式餐点，可以用其他肉汤来替代。一碗汤加一勺醋就可以构成一道理想的前早餐，之后，你就可以慢慢享用早餐了。如果早晨时间紧迫，你可以将前早餐的时间安排在洗漱更衣之前，之后再进食早餐。

前早餐味噌汤

The
Mindspan
Diet

　　飘香四溢的味噌汤是我的前早餐标配。加上不同的佐料，如豆腐、大葱、洋葱、蔬菜和不同种类的蘑菇等食材，味噌汤则会呈现出完全不同的风味。少量的盐和醋不仅会提升传统味噌汤的口味，还能够强化它的第二餐效应。在制作过程中，味噌这种食材不太容易找到，鲣鱼鱼汤更是一种难以购买到的食材。万不得已之时，可以用一勺酱油来替代味噌，用一勺鲱鱼罐头中的汤汁来代替鲣鱼鱼汤，再加一点鲱鱼块。

1 人份

材料

1 碗海带高汤或鲣鱼鱼汤（具体做法见第
　　213 页和 214 页），1 碗水也可以

1 茶匙醋

1 汤匙 ① 味噌酱（依据盐的含量和个人口
　　味调整）

做法

1. 将鲣鱼鱼汤（海带高汤或水）和醋倒入炖锅中，高火煮沸，再用中小火煨炖。加入味噌酱搅拌直至味噌融化。这一步骤也可以在微波炉中制备。

2. 将汤盛入碗中即可食用。

可调整部分： 可以用腌制鲱鱼罐头的汤汁和水来代替鲣鱼鱼汤。做这种替代时，记得再加上一两块鲱鱼。随着搅拌，味噌酱在水中溶解之时，鲱鱼也会被打散，融于汤汁中，形成一道肉汁丰富的鲱鱼肉汤。也可以在汤中添加一些豆腐、菌类（香菇或金针菇等）、葱、韭菜、沙丁鱼或鳀鱼。而如果你想要制作健康简单的海带绿茶汤，可以在汤中撒入一些绿茶。

---

① 一种容量度量单位，不同国家对汤匙的标准并不一样，通常情况下约为
　　15 mL。——编者注

早 餐

　　这一部分的食谱一定备受西方人喜欢。虽然是早餐，但这里介绍的食物可以在一天中的任意一餐饭中食用。同样，其他部分介绍的食物也可以在早餐食用。例如，早餐也可以吃蛋类和豆腐一起翻炒的冲绳菜。

　　尽管这里介绍的大多数早餐都很容易制作，但在食用时，还是要有步骤地慢慢吃，这样才不会进食过多，并且要保证在早餐之前先食用一些前早餐。吃每一顿饭时，最好搭配饮用一些绿茶、红茶、咖啡或无咖啡因咖啡。正如我们在前文介绍过的，如果基因检测证实你无法消化乳糖，你大可以放心地在咖啡和茶饮中添加一些牛奶或其他含有乳糖的乳制品。如果你可以消化乳糖，那就找一些不含乳糖的替代品食用，如奶油、椰子或大豆粉。

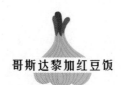

哥斯达黎加红豆饭

The
Mindspan
Diet

红豆饭可以一次做很多（可保存多天）存放入冰箱中，在需要的时候加热即可食用，是一天中任意一餐都可食用的食物。哥斯达黎加红豆饭添加了特殊调味汁：利萨诺酱 [①]，这使得哥斯达黎加红豆饭别具风味。在《蓝色地带》（Blue Zone）一书中，丹·比特纳（Dan Buettner）写道："对哥斯达黎加人来说，伍斯特沙司是可以接受的替代品。"而要让红豆饭更符合我们的口味，可以用酱油代替食盐。

1 人份

材料

1 茶匙橄榄油或菜籽油
1/2 杯 [②] 水
1/2 ~ 2/3 杯豆类（红豆、黑豆、菜豆或
  四季豆等）
1 茶匙醋
1/4 茶匙孜然
1 小瓣蒜，切碎（可选）
1 ~ 1½ 杯提前做好的米饭
少量黑胡椒调味
少量酸橙汁
盐或酱油调味

做法

在中号汤锅中放入油、水、豆类、醋、孜然、黑胡椒和蒜（取决于个人口味），中火加热 5 分钟。将火调至小火，加入米饭，加热（但要保证大米中的抗性淀粉不会被破坏）。用酸橙汁、黑胡椒、盐或酱油调味。

可调整部分： 可以在米饭上淋上调味汁和辣椒酱，撒上牛油果切片或者一点酸奶油。试着加入 1/3 杯切碎的蔬菜（洋葱、甜椒、西葫芦等）。也可以撒上一些切碎的香菜。

① 利萨诺酱，原文 Salsa Lizano。Salsa 在西班牙语中是"调料汁、调料酱"的意思。主要成分有水、糖、盐、蔬菜（洋葱、胡萝卜、菜花和黄瓜）、香料、辣椒、芥末和姜，味道辣中带甜。——译者注
② 一种计量单位，通常情况下 1 杯约为 250 mL。——编者注

速食大麦米饭

The
Mindspan
Diet

同大米一样，大麦也有多种做法，适合在任何一餐（包括早餐）食用。而按照下面的方法，将大米和大麦混合起来也是绝佳的美食。

1 人份

材料

1/3 杯速食珍珠大麦
1 ～ 3 茶匙醋
2 茶匙糖（可选）
2/3 杯煮熟的米饭
适量盐调味

做法

将大麦放入 500 mL 的量杯中，用水揉洗几次。在大麦中加水到 310 mL 左右，加入醋、糖（依照个人口味添加）。将量杯中的水和大麦倒入小号炖锅中并搅拌，用中火蒸煮 10 ～ 12 分钟。将提前煮熟的米饭加入到大麦中，继续加热 1 分钟。盖锅关火静置 3 分钟，撒入盐调味。

可调整部分： 要想让大麦米饭拥有蛋奶风味，可以在入锅前，在大麦中放入一枚鸡蛋。

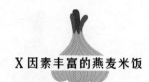

X 因素丰富的燕麦米饭

The
Mindspan
Diet

我喜欢拿燕麦当早餐，尤其是在寒冷的冬天里，一碗热腾腾的燕麦最能让胃满足。燕麦恰巧也是基督复临安息日会教徒最爱的早餐，基督复临安息日会教徒是由《美国国家地理》杂志评选出的蓝色地带心智长寿达人。但一周之内最好不要吃两到三次以上的燕麦，且选用的燕麦最好是低血糖指数的老式燕麦，千万不要食用添加糖和铁元素的独立包装燕麦。这份食物可以在微波炉上制作，但是一定要注意不要煮沸。在制作过程中，记得在水中加入少量的醋，保证醋能浸入燕麦谷物中。再加入少量的糖能够完美地平衡醋的酸味，带来一种酸甜可口的风味。

1 人份

材料

2/3 杯水
1 ~ 2 茶匙醋
2 茶匙糖（可选）
1/4 杯老式燕麦
1 碗煮熟的米饭
适量盐调味

做法

在小号炖锅里加入水、醋、糖（依个人口味添加）和燕麦，混合充分，用中火加热 5 分钟。将煮好的米饭加入锅中搅拌并继续加热。盖上锅盖，关火静置 3 分钟。最后，撒入适量盐调味。

可调整部分： 要想有蛋奶风味，可以在燕麦入锅之前放入一枚鸡蛋。可以尝试加入一些肉桂、苹果、桃或其他水果。如果你想用一些益生元来促使体内微生物产生 X 因素，可以放入少量菊粉和低聚果糖并加以搅拌。在具体操作中，可以加入少量菊粉，也可以从豆类罐头中盛一小勺汤汁出来加入锅中。不含盐分的豆类罐头的浓厚汤汁中有着丰富的肠道微生物能源。

鸡蛋粥

The
Mindspan
Diet

鸡蛋粥是东南亚地区居民的主食，也是日本本岛和冲绳居民常吃的食物。不放鸡蛋的话，粥的血糖指数会很高，在放入鸡蛋和醋后，粥的血糖指数就会降低到可接受范围内。许多人发现 1 茶匙醋根本不会对食物的味道起到任何影响，所以在做鸡蛋粥时，可以从 1 茶匙醋开始，之后逐步提升到 2 茶匙。对于素食主义者而言，可以用等量的豆腐来代替鸡蛋，将豆腐捣碎加入粥中。为了获得最大的 X 因素效应，还可以添加一些益生元。

1 人份

材料

2/3 杯水
1 茶匙菜籽油
1 碗煮熟的米饭
1 枚大鸡蛋，打碎；或准备
　　85 g 豆腐，最好是嫩豆腐
1 ～ 2 茶匙醋

做法

1. 将水、油、煮熟的米饭、鸡蛋（或豆腐）和醋加入到中号炖锅中，用中火烹煮并搅拌均匀。将火关小，盖上锅盖再炖煮 10 分钟，间或搅拌（如果你赶时间，可以先用叉子将米饭弄碎，减少它烂熟的时间）。根据你个人喜好的浓稠程度适度添水。但要记住，太多的水或烹煮时间过长会导致鸡蛋粥的血糖指数升高。

2. 鸡蛋粥可甜可咸。我个人喜欢偏咸的鸡蛋粥，有时还会放少许盐和黑胡椒。

可调整部分： 想要获得不同的口感和风味，可以往地中海食物中加入一些亚洲食材做早餐，如可以往稀粥里加入一些粗麦粉和足够的水来使粗麦粉充分湿透。加入 1/3 杯新鲜浆果或水果丁，如苹果、水蜜桃、油桃、李子和杏等，冷冻浆果也是不错的选择。你也可以放心地在粥里面撒一些核桃、山核桃和其他坚果粒。你也可以加入 1 茶匙车前子粉和 2 汤匙水。以上这些添加方法，不论是哪一种都可以促使体内的微生物产生大量 X 因素，进而改善身体健康。

南瓜吐司

The
Mindspan
Diet

　　取一片微烤南瓜面包（制作方法见 269 页）或从本地烘焙店购买的高质有
机酵母面包，用特级初榨橄榄油浸透，再搭配蔬菜蛋卷（制作方法见 193 页）
一起食用，能够持续为人体提供充足蛋白质长达一上午。

素食者的选择： 在吐司面包上涂抹高质果酱或蜜饯。

非素食者的选择： 在吐司面包上涂抹少量黄油和高质果酱或蜜饯，也可以
　　　　　　　　　　在吐司上加一份炒蛋（或荷包蛋）或一片乳酪。

蔬菜蛋卷

The
Mindspan
Diet

1 人份

材料

1/3 杯切碎的蔬菜（如甜椒和西葫芦）

2 汤匙洋葱碎

5 个中等大小的蘑菇，切碎

1 茶匙橄榄油或高油酸红花籽油

1 茶匙黄油

2 枚大鸡蛋

30 g 切达干酪、蒙特里杰克奶酪或其他
　硬质奶酪

做法

将蔬菜、洋葱和蘑菇放入橄榄油和黄油中煸炒约 12 分钟，直至食材变软。如果可以事先在微波炉中将蔬菜加热 2～3 分钟，这一过程可以缩短一半。加入鸡蛋，煎至全熟。在鸡蛋上放上乳酪，并将鸡蛋对折成半圆形。

可调整部分： 可以在蛋卷中放上牛油果片或葱碎，在上面浇辣椒酱或洋葱做的辣味酱汁。

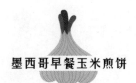

墨西哥早餐玉米煎饼

The
Mindspan
Diet

上文中介绍的蛋卷食材也可以加入到早餐玉米煎饼中。在制作早餐玉米煎饼的准备过程中，不是用鸡蛋做蛋卷，而是将鸡蛋打碎、搅匀，然后用抹刀将蛋液涂抹到玉米饼上。拿住玉米饼底部，在其表面涂抹大概 2.5 厘米厚的蛋液，之后将其从一边卷起，做成墨西哥玉米饼的形状。在上面撒上牛油果碎、辣味调味汁、葱、香菜、酸奶油和柠檬汁（依据个人口味添加）就可以食用了。如果你喜欢整个卷着吃，那么可以在卷起来之前放入这些食材和调料。

The

Mindspan

Diet

沙拉和开胃菜

　　沙拉和开胃菜是地中海地区心智长寿达人们最喜欢的食物之一。这两种菜只需要极少量的食材就能够让你在餐前好好享受一番。本部分还特地介绍了几种适用于沙拉的酱汁，其中富含有大量对身体有益的 X 因素。

开胃菜 / 拼盘

The
Mindspan
Diet

用一份意式开胃菜或法式拼盘招待客人绝不会有错。这里介绍的大多数食材大都是即食的，这挑战了人们一般认为加工食物不健康的观念。在制作时，要注意盐的含量，尤其是洋蓟心、橄榄油、蘑菇、乳酪和红肉中的盐含量，也要留意饼干和面包中的铁元素含量。油浸洋蓟心是最佳选择，盐水腌制的洋蓟心含盐量过高，不宜单独食用。

按照人数调整

材料

甜椒
混合橄榄油
油浸鲜蘑（罐装或听装）
乳酪
油浸洋蓟心（罐装或听装）
火腿和意大利腊肠
饼干和法棍面包片
圣女果
沙丁鱼（罐装）
特级初榨橄榄油
橄榄油醋汁（制作方法见 197 页）

做法

1. 洗净甜椒，切除果梗和种子，切丝备用。

2. 将甜椒和其他所有食材放入托盘，准备一杯酒或者一杯清凉薄荷茶，茉莉绿茶也可以。

可调整部分： 可在浸油中加入少量蒜碎或烤大蒜碎，也可以加入一些干红辣椒碎。

可调整部分： 要做中亚风格的开胃菜，可加入一些辣椒、番茄、沙丁鱼、胡萝卜薄片以及去皮豌豆或甜豌豆，还可以再配备一蘸碗的日式姜汁（制作方法见 198 页）。

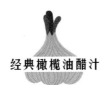

经典橄榄油醋汁

The
Mindspan
Diet

经典橄榄油醋汁适用于各种沙拉。大多数醋都不错，但红酒醋最佳。

4 人份

材料

1/3 杯特级初榨橄榄油
3 汤匙红酒醋
1 茶匙牛至
1 瓣蒜，切碎或压碎
1/2 茶匙盐
适量黑胡椒调味

做法

1. 将所有食材放在食物处理器或碗中并混合搅拌均匀。
2. 将调好的酱汁倒在生菜沙拉或生蔬菜上。

可调整部分： 想要做奶油醋汁，可以将经典橄榄油醋汁和沙拉酱按照 2:1 的比例混合，之后，每 2 汤匙醋汁再加 1 茶匙沙拉酱。要做大蒜油醋汁的话，加 1 ~ 2 瓣切碎或者压碎的蒜瓣。要做希腊沙拉酱汁的话就不要加红酒醋了，而是要加 1½ 汤匙的醋和 1½ 汤匙的柠檬汁。

日式姜汁

The
Mindspan
Diet

这道姜汁中含有的 X 因素不亚于酱油和苹果醋，并且还以多不饱和脂肪酸平衡的菜籽油为基础。（这里也可以选用大豆油，但大豆油中的多不饱和脂肪酸比例不甚理想。）

6 人份

材料

1/4 杯菜籽油
2 汤匙酱油
2 汤匙苹果醋
2 汤匙葱花（或洋葱）
2 汤匙芹菜碎
1 汤匙切好的姜根
1 茶匙酸橙汁
适量黑胡椒调味

做法

1. 将所有食材放在食物处理器或碗中并混合搅拌均匀。
2. 将调好的酱汁倒在生菜沙拉或生蔬菜上。

生菜沙拉

The
Mindspan
Diet

生菜沙拉是地中海地区居民非常喜欢的一种菜肴。在制作时，可以尝试使用不同种类的生菜。罗莎红生菜加上一些水田芥无疑是最佳选择。如此健康美味的沙拉只需一些生菜和调味汁这么简单，而复杂一些的生菜沙拉则需要十余种食材。这里介绍的生菜沙拉既可以用来做简单的配菜，也可以作为一道主菜沙拉。生菜沙拉有许多种美味的蔬菜可供选择。

2 人份主菜沙拉或 4 人份配菜沙拉

材料

1～2束生菜（切碎，分装成2杯）
1个大番茄
1/2根大黄瓜，去皮切片
1/2个甜椒，切成薄片
几片红洋葱或甜洋葱
橄榄油醋汁（制作方法见197页）

做法

1. 洗净生菜叶并晾干（最好用甩干器）。将生菜切碎，放入杯中。切开番茄，如果需要的话，去掉种子。将生菜放入中号沙拉碗中，倒入醋汁搅拌，并将其他材料倒在上面。

2. 要将沙拉作为午餐主食，可以增加一些煮鸡蛋和半杯四季豆进行搭配。最后，可搭配香草饭或意大利面食用。

可调整部分： 想要做出多种沙拉，可以加入一些清蒸芦笋或其他蔬菜（生熟皆可），包括胡萝卜片和少量蔬菜。凤尾鱼、橄榄、刺山柑、腌蘑菇、葡萄干、核桃片、山核桃、浆果和乳酪也都是不错的可添加冷食。你也可以尝试加入一些不同的绿叶蔬菜，如莴苣、菠菜、菊苣、琉璃苣、马齿苋、薄荷、芝麻菜、水田芥和酢浆草都是不错的选择。

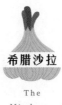

希腊沙拉

The
Mindspan
Diet

希腊沙拉是一道经典沙拉，既可以做开胃菜，加一些其他食材后又可以作为主菜。做这道菜时，要使用叶子结实一些的生菜，如长叶莴苣。

2 人份

材料

4～6 片红洋葱
2 杯切碎的长叶莴苣
1 个大番茄
1/2 根大黄瓜，去皮切片
1/2 个小绿辣椒，切碎
1/2 个小红甜椒，切碎
1/4 杯切碎的卡拉马塔橄榄或黑橄榄
1/3 杯菲达奶酪碎（也可以切成适宜入口的小块）
希腊沙拉调味汁（参见 197 页经典橄榄油醋汁的具体做法）

做法

1. 将洋葱片放入米水中浸泡 10 分钟，以减少洋葱的辛辣味。将洋葱片晾干，切半。除菲达奶酪碎和调料汁之外，将其他材料放入中号沙拉碗中。倒入两份沙拉调味汁，混合搅拌均匀。将菲达奶酪碎放到沙拉上。

2. 搭配一片发酵面包食用，也可以蘸橄榄油食用。

可调整部分： 可以选用红叶或绿叶生菜。

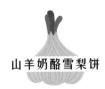

山羊奶酪雪梨饼

The
Mindspan
Diet

山羊奶酪乳糖含量很低，也是一种发酵食物，是做意式开胃菜的理想选择。你也可以用不同的乳酪、水果和蜜饯进行尝试。蓝纹奶酪就是山羊奶酪不错的替代品。无花果或无花果酱也可以用来代替梨子。如果你选用无花果酱，那千万不要将果酱倒在锅里，将其涂抹在面包上即可。

2 人份

材料

2 茶匙特级初榨橄榄油
1/2 茶匙新鲜迷迭香
2 茶匙梨醋或其他上等醋汁
1 棵小葱，取半，切丝
1 个梨子，去核，切成 0.5 厘米左右的薄片
1 张玉米饼
30 g 山羊奶酪
新鲜黑胡椒粉调味

做法

1. 在中号煎锅中加入橄榄油，将火调至中低档，之后加入迷迭香、醋、葱和梨，煎 10 分钟左右直到梨片变软，葱变透明。同时，在玉米饼上涂抹一层山羊奶酪，将煎好的梨葱混合物均匀铺在奶酪上，在 175 ℃的烤箱里烤制几分钟。之后，将玉米饼切成 6 ~ 8 份，撒上黑胡椒粉调味。

2. 搭配沙拉或其他开胃菜一起食用。

可调整部分：可以在做好的雪梨饼表面淋上黑醋汁。一般来说，黑醋汁可以在食品商店里买到，不要使用通过焦糖色素染色的黑醋汁。

鹰嘴豆蚕豆酱

The
Mindspan
Diet

鹰嘴豆蚕豆酱对素食者来说是一道绝佳的健康开胃菜。如果你不是素食主义者，则可以在以下的豆类混合物中加入 350 g 凤尾鱼，也可以与凤尾鱼和刺山柑的混合物搅拌。如果找不到蚕豆，也可以用利马豆来代替。

4～6 人份

材料

450 g 干蚕豆
450 g 干鹰嘴豆
1 杯水
1 汤匙特级初榨橄榄油
1 汤匙上等醋汁
2 茶匙柠檬汁
1 茶匙刺山柑碎
8 个中等大小的橄榄，切碎
1 瓣蒜，切碎或压碎
1 汤匙切好的新鲜橄榄
1 汤匙切好的西芹
1/4 茶匙红辣椒末或者少量辣椒酱
适量盐和黑胡椒调味

做法

1.将蚕豆和鹰嘴豆放入平底锅中，加水加盖煮 10 分钟。将煮好的蚕豆和鹰嘴豆放入中等型号的碗中搅拌，用叉子碾碎成薄厚均匀的豆饼（用食品加工器更好），倒入其他食材并搅拌。

2.搭配生蔬菜、饼干和烤面包一起食用。

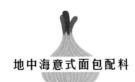

地中海意式面包配料

The
Mindspan
Diet

传统地中海意式面包的配料中通常会加入马苏里拉奶酪、菲达奶酪或山羊奶酪。但是这些味道浓郁的素食奶酪并不是必需的。地中海意式面包配料是很好的素食选择，并且可以搭配多种食材食用，如生蔬菜、饼干和烤面包。但是如果你感觉缺少了最爱的乳酪，只管随意添加进来。

2 ~ 4 人份

材料

2 个大番茄干
1 汤匙特级初榨橄榄油
2 个番茄，切丁
1 汤匙上等醋汁
1 个小西葫芦，切丁、烹熟
8 个中等大小的橄榄，切碎
1 茶匙切碎的刺山柑
1/2 杯切好的甜洋葱
2 瓣蒜，切碎或压碎
1 个小胡萝卜，去皮切碎
1 汤匙切好的新鲜罗勒
1/4 茶匙干红辣椒碎
适量盐和黑胡椒调味

做法

将番茄干放到容器中，加入 3 ~ 4 杯热水，让其吸收水分，泡发。在微波炉里加热可以加快番茄干的水合过程（与此同时，你也可以在微波炉中将切碎的西葫芦烹熟）。将其他食材放入小碗中搅拌，在番茄干充分水合之后，将其切碎，与其他食材混合搅拌均匀。

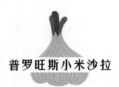

普罗旺斯小米沙拉

The
Mindspan
Diet

经典小米沙拉的取材会根据地中海沿岸地区可用的季节性食材的不同而有所差别。小米沙拉可以在室温较低或寒冷一点的天气状况下食用。下一个要介绍的希腊塔博勒沙拉和普罗旺斯小米沙拉选用的食材基本上全部一样，只不过前者用碾碎的干小麦代替了粗麦粉。不管是制作普罗旺斯小米沙拉还是希腊塔博勒沙拉，都可以通过加入一些黑橄榄、红洋葱碎或刺山柑来获得不同的口味。

6～8 人份

材料

3 个中等大小的番茄
1 茶匙盐
1 杯粗麦粉（未加工的生粗麦粉）
2 汤匙特级初榨橄榄油
1¼ 杯柠檬汁
2 杯新鲜西芹碎
3 杯新鲜薄荷碎
少量研磨黑胡椒粒调味

做法

在碗上放置过滤网，将番茄切碎并与 1/2 茶匙盐混合，一同放到过滤网上，过滤 30 分钟。再拿出一个大碗，加入粗麦粉和橄榄油搅拌，直到油和粗麦粉充分混合。把烧开的水倒入到油粉混合物中，用叉子搅拌，打至蓬松。静置 15 分钟后加入醋、柠檬汁、西芹碎、薄荷碎和剩下的 1/2 茶匙盐并混合搅拌。最后，拌入过滤好的番茄及黑胡椒粒。

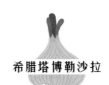

希腊塔博勒沙拉

The
Mindspan
Diet

希腊塔博勒沙拉是近几年流行于希腊的一道特色菜肴，其做法也遵循了心智长寿达人健康饮食的烹饪方法。

6 ～ 8 人份

材料

3 个大小适中的番茄
1 茶匙盐
1 杯碾碎的干小麦粉
2 汤匙特级初榨橄榄油
1¼ 杯水
2 汤匙白葡萄酒醋
1/4 杯柠檬汁
2 杯新鲜西芹碎
3 杯新鲜薄荷碎
少量研磨黑胡椒粒调味

做法

在碗上放置过滤网，将番茄切碎并与 1/2 茶匙盐混合，再将混合物放到过滤网上，过滤 30 分钟。再拿出一个大碗，倒入碾碎的干小麦粉和橄榄油搅拌，直到油和粉充分混合。把烧开的水倒入到油粉混合物中，用叉子搅拌并打至蓬松。静置 15 分钟之后加入醋、柠檬汁、西芹碎和薄荷碎，再倒入半茶匙盐混合搅拌。最后，拌入过滤好的番茄及黑胡椒粒。

可调整部分： 按照上面做法做出来的希腊塔博勒沙拉是纯素食。如果加入少量菲达奶酪（大约 1/4 杯）的话，做出来的希腊塔博勒沙拉更正宗。也可以加入一些橄榄、红洋葱碎或刺山柑。

汤 羹

一道味道鲜美的汤类前菜会让你的每一餐都增色不少，或口感细滑，或味道浓郁，或营养丰富，或风味独特，可以满足任何一位挑剔且对食物有追求的食客的需求。同时，这些汤类更是心智长寿达人的饮食结构中不可或缺的重要构成。

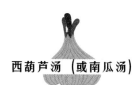

西葫芦汤 (或南瓜汤)

The
Mindspan
Diet

　　这一道口感细滑的西葫芦汤（或南瓜汤）中没有放奶油，却有着奶油的口感。如果你想让它的味道再浓厚一些，或是想尝试另一种风味，不妨在上面撒一些乳酪碎，或拌入一块酸奶油。

4 人份

材料

5 个大小适中的西葫芦或 650 g 南瓜
1½ 汤匙特级初榨橄榄油
2 个大小适中的洋葱，切碎
1 瓣蒜，切碎或压碎
2½ 杯鸡肉汤或蔬菜汤
1 个大番茄，去皮去籽后切碎
1 茶匙鼠尾草（越新鲜越好）
1/2 茶匙黑胡椒
1 碗煮熟的米饭

做法

1. 首先，先将西葫芦放到食品加工器中切丝，手工切丝也可以。之后用西葫芦丝做汤，将西葫芦汤倒入食品研磨器或搅拌器中搅拌，打碎成糊状。这么做可以使西葫芦汤具有奶油的口感，不易结块。如果你使用的是食品研磨器，加入汤之后，可以再往食品研磨器中加入米饭。

2. 在煎锅中倒入橄榄油，中火加热，之后加入洋葱煸炒，直至洋葱透明（大约 6 ~ 8 分钟）。加入蒜和西葫芦煸炒 5 分钟，再加入肉汤、番茄、鼠尾草和黑胡椒，小火烹煮 25 分钟。如果汤没有奶油的质感，可以再将其倒入食品研磨器中研磨一次。在盛盘之前，在汤中加入提前做好的米饭，烹煮 5 分钟。

奶油番茄汤

The
Mindspan
Diet

这道奶油番茄汤可以给你带去童年味道的慰藉。相比之下，成人版奶油番茄汤里的热量和钠含量更高。它的味道主要来自新鲜蔬菜和调味品。如果你有孩子，相信他们也会爱上这道奶油番茄汤。

4 人份

材料

1 个中等大小的洋葱，切碎
1 瓣大蒜，切碎或捣碎
2 汤匙特级初榨橄榄油
1 汤匙黄油
3 汤匙面粉
6 个大番茄，或者 800 g 番茄丁。
3 杯低钠鸡肉汤或蔬菜汤
3/4 杯胡萝卜碎
1 片月桂叶
1 茶匙干百里香或 1 枝新鲜百里香
1 汤匙切好的新鲜莳萝
几片新鲜罗勒叶，切碎
少许盐和黑胡椒调味

做法

在汤锅中加入橄榄油、黄油、洋葱和蒜末，中小火煸炒直到洋葱变软并呈金黄色。倒入面粉搅拌并烹炒两分钟。加入番茄、肉汤、胡萝卜、月桂叶和百里香，用小火烹煮半小时，并不时加以搅拌。加入莳萝和罗勒叶，搅拌混合充分，烹煮 10 分钟。关火，挑出月桂叶和百里香，用食品加工器或手动搅拌打成糊状。最后，撒入盐和黑胡椒调味。

意式甘蓝汤

The
Mindspan
Diet

　　意式甘蓝汤中的豆类使得这道汤拥有了丰富的口感和营养，根本不需要再添加动物蛋白或奶油。你也可以加一些火腿丁，让这道汤更加丰盛。

4 人份

材料

1 汤匙橄榄油
1 个大洋葱，切碎
1 瓣蒜，切碎或捣碎
1 颗甘蓝（大约 340 g），去梗切碎
4 杯鸡肉汤或蔬菜汤
425 g 意大利白豆
55 g 火腿，切碎（可选）
适量盐和黑胡椒调味

做法

在大号汤锅中倒入橄榄油，加入洋葱和蒜末，将洋葱煸炒至微棕色。将甘蓝和肉汤倒入锅中，盖锅煮 15 分钟。加入意大利白豆和火腿，继续烹制 5 ～ 10 分钟。撒入盐和黑胡椒调味。

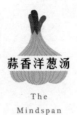

蒜香洋葱汤

The
Mindspan
Diet

洋葱和大蒜的组合做出来的蒜香洋葱汤（法式洋葱汤的健康变式）比其听起来要温和得多。做这道汤时，可以选择使用不同类型的洋葱。

4 人份

材料

6 个大洋葱
6 瓣蒜
1 汤匙橄榄油
3 杯牛肉汤或蔬菜汤
1/4 杯白葡萄酒
2 汤匙酱油
1 茶匙伍斯特沙司
50 g 味道浓郁的硬质奶酪（如阿齐亚戈干酪）
适量黑胡椒调味

做法

将洋葱和蒜切片，在锅中倒入橄榄油，放入洋葱和蒜煸炒，直至洋葱透明。将肉汤倒入汤锅中，加入炒好的洋葱和蒜，小火慢炖，在汤即将煮沸之时，加入黑胡椒、白葡萄酒、酱油和伍斯特沙司调味，继续炖煮 10 分钟，偶尔用汤匙搅拌。关火，将汤盛入碗中，上面撒些奶酪。

可调整部分： 撒上奶酪后，不盖锅盖，在 135 ℃的烤箱中烤制 10～15 分钟。但如果你着急的话，也可以不用烤制，只要掰一小块酵头慢慢放进去即可。

烤番茄豆汤

The
Mindspan
Diet

烤番茄的味道使得这道汤拥有了独特的风味。烤番茄的味道介于番茄干和优质番茄酱之间，还有着独特的烟熏味。烤番茄是这道汤的关键食材。但如果你赶时间的话，可以使用泡发之后再次水合的番茄干，这样做出来的汤味道虽然不同，但也很美味。

4 人份

材料

6 个大番茄
3 汤匙橄榄油
1 个大洋葱，切碎
3 瓣蒜，切碎或捣碎
1 汤匙黄油
2 汤匙面粉
3 杯鸡肉汤或蔬菜汤
1 茶匙迷迭香碎
1 茶匙鼠尾草碎
1 茶匙牛至碎
425 g 菜豆或意大利白豆
少许盐和黑胡椒调味

做法

1. 将 6 个番茄都横切成 4 个大小相等的圆片。将切好的番茄放到玻璃烤盘上，刷 2 汤匙橄榄油，在 220 ℃的烤箱中单面烤制 30 分钟。翻面，再烤制 30 分钟。

2. 在烤制番茄的同时，可以着手做汤。在汤锅中加入 1 汤匙橄榄油，加入洋葱和蒜末煸炒至洋葱呈些许棕黄色。将炒过的洋葱和蒜拨至锅侧壁，将掺油面粉糊倒入锅中，在锅中加入黄油，中火，搅拌直到面糊变硬呈微棕色。加入肉汤、香料和豆类。番茄要烤干，但不要完全脱水，将烤好的番茄放入汤内，再继续烹煮 15 分钟，间或搅拌。最后，撒入盐和黑胡椒调味。

地中海蘑菇羹

The
Mindspan
Diet

味道鲜美的无肉蘑菇羹是一道理想的家常菜，加入一点牛肉之后味道会更加鲜美。做这道汤羹需要加入香料包,也就是说需要许多欧芹、百里香和月桂叶。你可以把它们绑成一束，或把它们放到香料包中。我建议可以多用一些百里香，试试加入 3 枝百里香吧。

6 人份

材料

2 汤匙超轻橄榄油
450 g 炖牛肉，切成 2 厘米的方块（可选）
3 汤匙特级初榨橄榄油
4 瓣蒜
2 个大小适中的洋葱，削皮，切成 4 等份。
6 个大胡萝卜，去皮切碎；或用 225 g 小胡萝卜
1 根去叶西芹，切碎
1 个香料包
1 汤匙黄油
1/4 杯面粉
4 杯低钠蔬菜汤或牛肉汤，水也可以
3 个番茄，切丁，或用 425 g 番茄酱
2 杯干红葡萄酒
225 g 青豆（冷冻最佳）
450 g 小土豆，切成适宜入口大小
900 g 新鲜蘑菇（如果加入牛肉的话，就减少为 450 g）切块
少量欧芹碎

做法

1. 将超轻橄榄油倒入大号汤锅中。如果选用牛肉的话，用中火加热汤锅，在油热后放入牛肉，大火煎制，在所有牛肉变成棕色后关火。

2. 用刀将蒜瓣拍碎，移去外皮。在煎锅内加入两汤匙特级初榨橄榄油、洋葱、蒜末、胡萝卜、西芹和香料包，炒至蒜和洋葱呈金黄色。用中火加热汤锅（如果用了牛肉，将牛肉推至锅壁火烤不到的地方），加入 1 汤匙特级初榨橄榄油和黄油，加入面粉搅拌，制作面糊。当面糊变硬时，拌入肉汤、番茄、红酒、青豆、土豆、蘑菇、煸炒好的蔬菜和香料包。小火炖煮 3 ~ 4 小时。在盛盘之前，取出香料包。

3. 放上欧芹碎。这道汤不需要搭配任何配菜和米饭食用。但和米饭一起食用味道也不错。

可调整部分： 想要有日本风味，也可加入日式香菇。

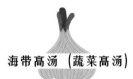

海带高汤（蔬菜高汤）

The
Mindspan
Diet

　　海带高汤是下一页要介绍的鲣鱼鱼汤的主要食材，也是制作素食味噌汤的主要食材。

材料

2 杯水
2 片长约 12 厘米的海带（干海带）

做法

在汤锅中加入水，大火煮沸。用凉水将海带清洗干净，并将海带加入汤锅中搅拌。将火开至最大，在水沸腾后将火关小。静置两分钟，挑出海带。

日式鲣鱼鱼汤

The
Mindspan
Diet

　　鲣鱼鱼汤是日本料理的主要食材。在许多亚洲食品超市都可以买到速食鱼汤，但要注意其标签上的味精含量，因为售卖的绝大多数鱼汤中都会添加味精。日式鱼汤很容易保鲜。与正宗日式做法相比，本书介绍的方法中需要的鲣鱼片更少，口感更加柔和，但味道同样鲜美。

材料

2 杯海带高汤（具体做法见 213 页）
1/2 杯鲣鱼片

做法

在做完海带高汤（或者将海带高汤煮沸）之后就可以接着做日式鱼汤。将鲣鱼片放入汤中煮沸，关火静置 10 分钟（静置到鲣鱼片沉入汤底），将细滤器置于碗上（如果没有细滤器，你可以将纸巾放在过滤器上），倒入鱼汤即成。

味噌汤底

The
Mindspan
Diet

味噌汤在日本十分常见，日本人在早餐、中餐和晚餐时都会喝味噌汤。加入不同的材料，就可以得到不同口味的味噌汤，如豆腐、葱、洋葱、蔬菜和不同种类的蘑菇。少量醋能够提升汤的味道，传统味噌汤不会放过量的盐。

材料

2 杯日式鲣鱼鱼汤或海带高汤（具体做法见 213 页和 214 页）

2 茶匙醋

1 ~ 2 汤匙味噌酱（取决于其中的盐含量及个人口味）

做法

将鲣鱼鱼汤或海带高汤和醋加入汤锅中，大火加热直至沸腾。降至中小火慢慢炖煮。加入味噌酱，快速搅拌直到味噌酱全部溶解。

可调整部分： 试着加入豆腐，香菇、金针菇等菌类和葱，也可以加一些鲱鱼、沙丁鱼或凤尾鱼。

冲绳荞麦面条

The
Mindspan
Diet

冲绳荞麦面条是用白面粉做的。如果买不到，可以用日式乌冬面或利古里亚面食中常见的细扁面条代替。

4 人份

材料

4 杯商店售卖的味噌肉汤或味噌汤底（具体做法见 215 页）

1/2 杯干香菇

200 g 干冲绳荞麦面条

每份加 3 ~ 4 块豆腐块

做法

在汤锅中加入味噌肉汤和香菇，在做面条时，用小火慢煮 15 分钟。在另一个汤锅中根据包装说明烹煮面条并沥干，将面条和豆腐加入汤中，中火煮 5 分钟。

沙丁鱼菠菜汤

The
Mindspan
Diet

日式味噌汤底有多种品类，味噌酱可以在超市买到。要做素食汤，只需要用豆腐代替沙丁鱼即可。豆腐也是沙丁鱼汤不错的添加蔬菜。

4 人份

材料

4 杯低钠蔬菜汤
1 汤匙醋
2 汤匙味噌酱
110～140 g 沙丁鱼罐头（2 条小沙丁鱼）
　　或 1/2 杯豆腐
1/2 杯新鲜香菇（香菇罐头或泡发再水合的干香菇）
少量酢浆草，切成短薄细丝
少量黑胡椒、胡椒和山椒调味

做法

在汤锅中加入肉汤和醋，中火加热。将味噌酱加入到搅拌碗中，加入 1/2 杯热水。用筷子快速搅拌味噌并倒入肉汤中。在味噌全部溶解后，将混合物倒入平底锅中。如果选用的是沙丁鱼，将沙丁鱼用叉子碾碎加入到汤中。将香菇的柄切掉并切成薄片。加入香菇片、酢浆草丝和豆腐块，炖煮 10 分钟，之后加入黑胡椒、胡椒或山椒调味。

可调整部分： 沙丁鱼可以用日式鲣鱼鱼汤或其他鱼汤代替。

鲜虾蔬菜汤

The
Mindspan
Diet

鲜虾蔬菜汤是对日式汤羹的改良。要做素食，可以用豆腐代替虾，用蔬菜汤代替鸡肉汤。这道汤所用的食材都可以在超市中买到，包括泡姜和香菇。可以用自制鸡汤，也可以选择商店售卖的蛋白质含量较高的鸡汤（从汤的蛋白质含量可以判断汤中是否含有很多水分）。

4 人份

材料

4 杯低钠鸡汤或蔬菜汤
1/2 个小洋葱
1 茶匙泡姜
1 个小胡萝卜
4 个大小适中的香菇（或香菇罐头）
60 g 荷兰豆
2 茶匙酱油
1 茶匙醋或日本米酒
4 大只去皮虾或半杯豆腐
少许黑胡椒调味

做法

将汤倒汤锅中，中火加热，将切好的洋葱加入汤中并搅拌。在烹煮洋葱（大约 8 ~ 10 分钟）时，可以着手准备其他食材。先将泡姜切成小片，加入汤中。将胡萝卜切成 5 厘米长的薄片，放入汤中。将火调大，让汤慢慢煮沸。将香菇去除根茎并切成薄片，放入汤中。摘除荷兰豆的头尾和两侧细丝，切成和胡萝卜大小相近的薄片。在汤锅中加入酱油和醋（或日本米酒）。之后加入虾（或豆腐）和荷兰豆，烹煮至虾变成粉色，最后用黑胡椒调味。盛入碗中即可食用。

可调整部分：除了虾之外，可以用鱼、扇贝、蟹和其他海产品代替，也可以选用鸡肉和其他肉类。

The

Mindspan

Diet

三明治和简单易做的食物

　　这里主要介绍了一些方便制作的食物，如三明治和卷饼。三明治中含有的乳酪、鸡蛋等食物具有低乳糖、高蛋白、富含碳水化合物和单多不饱和脂肪酸等特点，可以让你在匆忙紧张的工作时间依然获得充足的营养保证。

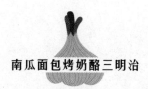

南瓜面包烤奶酪三明治

The
Mindspan
Diet

此款三明治会用到自制南瓜面包（制作方法见 269 页）和切达奶酪。和大多数硬质奶酪一样，切达奶酪的乳糖含量很低，是制作三明治的绝佳选择。

1 人份

材料

1 片切达奶酪或其他硬质奶酪
2 片南瓜面包
2 茶匙特级初榨橄榄油
少量黄油

做法

每个三明治上都要放 1 片奶酪，并且要在面包表层刷上黄油。在煎锅中倒入橄榄油加热，待油锅热后，将三明治放入煎锅中，刷黄油面朝上，间或移动防止底面煎糊。待底面煎至金棕色（大约 4 分钟）后，翻转三明治，煎制刷有黄油的一面，大约再煎制 3 ~ 4 分钟。

可调整部分： 可以使用其他乳酪代替，如高达奶酪、蒙特里杰克干酪、布里奶酪、莳萝哈瓦蒂干酪、瑞士乳酪和埃曼塔奶酪。

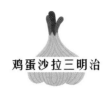

鸡蛋沙拉三明治

The
Mindspan
Diet

鸡蛋是味道鲜美、低铁含量的优质蛋白质来源，鸡蛋还能够阻碍人体对其他食物中的铁元素的吸收。这些特点让鸡蛋成为了最佳动物蛋白的来源之一。但不能因此就大量食用鸡蛋，因为鸡蛋中含有大量蛋氨酸。此外，要确保你购买的是有机鸡蛋，确保鸡蛋中的 Ω-6 和 Ω-3 多不饱和脂肪酸保持着理想的平衡状态。蛋黄酱是摄取 Ω-3 多不饱和脂肪酸的有效渠道。

4 人份

材料

6 枚大鸡蛋
3 汤匙菜籽油或豆油蛋黄酱
1 汤匙特级初榨橄榄油
1 茶匙第戎芥末或褐色芥末酱
1 茶匙葱碎
1/4 茶匙辣椒粉

做法

1. 在汤锅里加水没过鸡蛋。开火将鸡蛋煮熟，关火静置 10 分钟。加入冷水，待鸡蛋变凉后剥皮备用。在搅拌碗中用叉子将鸡蛋碾碎，与其他食材混合搅拌。

2. 将做成的馅料夹在面包片中，或卷在玉米饼中食用。最后，在上面放上番茄片和生菜。

可调整部分： 可以再放一勺蛋黄酱，加入一些碾碎的牛油果和切碎的火腿丁来制作美味的蔬菜鸡蛋火腿沙拉三明治。

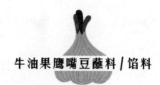

牛油果鹰嘴豆蘸料/馅料

The
Mindspan
Diet

牛油果鹰嘴豆既可以用作蘸料，也可以用作三明治馅料。在做这道菜时，可以用富含碳水化合物和不饱和脂肪酸的牛油果代替传统中东芝麻酱。

4 人份

材料

425 g 鹰嘴豆罐头，沥干
2 个大小适中的汉斯牛油果，去皮去核
1 汤匙红洋葱碎
2 瓣蒜，切碎
1~2 汤匙中东芝麻酱
2 汤匙特级初榨橄榄油
1 汤匙柠檬汁
1 汤匙醋
1/2~1 茶匙盐
适量黑胡椒调味

做法

1. 将鹰嘴豆和新鲜牛油果放入搅拌碗中搅拌，用叉子碾碎。

2. 将碾碎的鹰嘴豆、牛油果与其他食材搅拌作为蘸料，搭配小片面包和生蔬菜一起食用，如适合入口大小的胡萝卜块、西芹、西葫芦、西兰花、花椰菜菜茎、圣女果和洋蓟心等。

3. 这道菜也可以用作玉米饼中间包裹的馅料，或加入一些生菜、番茄和腌制红甜椒片。这道菜可以夹在面包中做三明治，旁边搭配适量蒔萝泡菜食用。

可调整部分： 可加入一些辣椒酱。

沙丁鱼三明治

The
Mindspan
Diet

这款简单的沙丁鱼三明治可以用于代替日常食用的金枪鱼黑麦面包三明治。沙丁鱼三明治的制作方法非常简单，并且比起大多数的金枪鱼罐头来讲，沙丁鱼中含有更多的健康长链 Ω-3 多不饱和脂肪酸，味道鲜美，汞元素含量更低。

2 人份

材料

1 汤匙蛋黄酱（加橄榄油、菜籽油或豆油）
1 茶匙洋葱碎
1/2 茶匙甜酸调味酱
2 茶匙西芹碎（可选）
1 茶匙番茄酱
85 g 沙丁鱼罐头
适量黑胡椒调味

做法

1.除了沙丁鱼之外，将所有的食材放到搅拌碗中搅拌，使其充分混合。加入沙丁鱼，用叉子将沙丁鱼捣碎成小块，并和其余食材充分搅拌。在这里要注意的是，不要将沙丁鱼捣得太碎。

2.可以将搅拌好的食材夹在面包片中，也可以卷在玉米饼中，再在上面放上生菜和番茄。而加入番茄酱会让这道三明治另有一番千岛风味。这道菜也可以搭配1/4 份莳萝泡菜一起食用。

豆腐奶酪卷饼

The
Mindspan
Diet

这道豆腐奶酪卷饼不仅植物蛋白丰富、纤维含量高，并且含有健康的碳水化合物。在做豆腐奶酪卷饼时，要确保选用的是硬质奶酪，如切达奶酪或蒙特里杰克干酪这样的低乳糖奶酪。

4 人份

材料

1 杯水
425 g 豆类罐头（黑豆、菜豆等），沥干
1 个大洋葱，切碎
1/2 茶匙孜然
1 片月桂叶
1½ 杯蔬菜碎（西葫芦和青椒等）
1 汤匙橄榄油
2 碗煮熟的米饭
1 茶匙酸橙汁
4 张大玉米饼（没有加入铁元素）
切达奶酪、蒙特里杰克干酪或其他硬质
　　奶酪
牛油果片
香菜碎
适量盐、辣椒粉或研磨红辣椒碎，也可
　　以用辣椒酱调味

做法

1. 在小号汤锅中加水、豆类、洋葱、孜然和月桂叶，中火煮15分钟。与此同时，在中号煎锅中放入橄榄油煸炒蔬菜。15分钟过后，在煎锅中加入米饭、煮好的豆类以及酸橙汁，挑出月桂叶。加热馅料直至米饭变热。

2. 将馅料放在玉米饼上，撒上乳酪，卷成墨西哥玉米饼的样式。放上牛油果片、少量酸奶油、香菜碎以及少量酸橙汁。

可调整部分： 豆类可以不和蔬菜混合，而是将其碾碎后涂抹在玉米饼上。

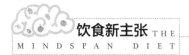

饮食新主张 THE
MINDSPAN DIET

　　日本饮食和西方饮食没有太大的相似之处，但是有一种西方饮食却结合了东西方饮食的精髓，即地中海里维埃拉地区的饮食。你可以在日本和里维埃拉地区的食谱上发现我们经常食用的食物：日本茄子、青椒、蚕豆和一些其他豆类、沙丁鱼、鸡蛋、大米、小麦、面条、面包，各类蘑菇、南瓜、胡萝卜、豌豆、黄瓜、洋葱、大蒜、菠菜等其他蔬菜，坚果（包括备受人们喜爱的栗子）以及各种鱼类和海产品。与其他地方的饮食不同，在地中海里维埃拉地区和日本饮食中，鱼干是一种常见的食材。居住在里维埃拉地区的人喜欢吃鳕鱼干，日本人则喜欢用鲣鱼鱼汤（一种用烟熏、腌制过的鲣鱼鱼干做的汤）制作各式料理。在日本人的传统食谱中，很少出现乳酪、特级初榨橄榄油和番茄，但日本饮食中的营养成分和里维埃拉地区的饮食十分相似。两个地区的饮食都让生活在那里的人们的心智寿命实现了最大化发展。

蔬 菜

　　蔬菜也是心智长寿达人们日常饮食中必不可少的食物之一，其中含有机体所必需的多种维生素和矿物质等营养成分。有研究发现，蔬菜中的营养素可以有效预防慢性疾病及神经退行性疾病等。

里维埃拉茄子

The
Mindspan
Diet

　　用日本茄子、洋葱和大蒜一起做出来的菜算是日式的呢，还是地中海式的呢？答案是两者兼备。日本茄子比一般我们日常食用的茄子更容易烹饪，表皮很薄，内在新鲜蓬软，可以很快地吸收其他食材的味道，蜂蜜和枫糖浆也可以轻易浸透日式茄子。

4 人份

材料

6 个大小适中的日本茄子，切成 1 厘米左
　　右的薄片

1 个大小适中的洋葱，切片

1 个大番茄或 2 个小番茄，切片，110 g
　　低盐番茄酱或 340 g 意式番茄丁

2 ~ 3 瓣蒜，捣碎或切碎

2 茶匙罗勒

2 茶匙牛至

2 汤匙橄榄油

2 茶匙蜂蜜或者枫糖浆

110 g 帕马森干酪或马苏里拉奶酪，磨碎
　　或切成薄片

少许帕尔马干酪或其他硬质奶酪

少量盐和黑胡椒调味

做法

1. 在炒锅里逐层放入茄子、洋葱和番茄片。上面放上蒜、罗勒、牛至、盐和黑胡椒，滴入 1 汤匙橄榄油、蜂蜜或枫糖浆。接着放上 55 g 的帕马森干酪或马苏里拉奶酪。再按之前的步骤（蔬菜、调味品、橄榄油、蜂蜜或枫糖浆、奶酪）再放上一层。之后，撒上帕尔马干酪碎。盖上盖子，在 190 ℃的烤箱中烤制 45 分钟，打开盖再烤制 15 分钟。

2. 待冷却后切成长方形，搭配米饭或意大利面食用。吃的时候，可先从配菜或淋了醋汁的沙拉开始食用。

可调整部分： 蔬菜可以根据时令调整，西葫芦片或南瓜片都可以。你可以一次做双人或三人份放冰箱冷藏，随时加热食用。

树豆蔬菜

The
Mindspan
Diet

和蚕豆和鹰嘴豆一样，树豆也有着其独特的风味，且含有大量纤维和蛋白质。

4 人份

材料

1 汤匙特级初榨橄榄油
1 个绿柿子椒，切成细丝
1 个红柿子椒，切成细丝
1 个小甜洋葱，切成细丝
1 杯熟番茄，切碎，或 425 g 番茄丁
425 g 蚕豆或树豆，沥干
2 穗新鲜玉米粒，或冷冻玉米粒。
适量盐、黑胡椒和辣椒粉调味

做法

在煎锅中倒入橄榄油，开中火煸炒辣椒和洋葱，10 分钟后加入番茄、蚕豆和树豆，再用中火煸炒 15 分钟，加入玉米粒，续炒 2 分钟，撒入盐、黑胡椒和辣椒粉调味。搭配米饭食用。

蚕豆茄子煲

The
Mindspan
Diet

蚕豆茄子煲里会用到许多美味的食材，包括蚕豆、卡拉马塔橄榄和各式蔬菜，是传统的希腊饮食，含有丰富的纤维，能够为人体内的微生物提供能量。

4 人份

材料

4 个大番茄，烤制（制作方法见右侧）后
　切碎，或 425 g 番茄丁
2 汤匙特级初榨橄榄油
3 个日本茄子，切成 1 厘米见方的方块
500 g 蚕豆
1 小瓣蒜，捣碎或切碎
1 个大小适中的西葫芦，切成半圆形
2 茶匙番茄酱
55 g 橄榄油腌制凤尾鱼
10 ~ 12 个卡拉马塔橄榄，切碎
12 个刺山柑，切半
2 个鸡大腿（可选）
1/2 茶匙香菜
1/2 茶匙马郁兰或牛至
适量盐和黑胡椒调味

做法

1. 烤制番茄：将番茄切片，并将切好的番茄片放到单面玻璃烤盘中，加 1 汤匙橄榄油。在 220 ℃的烤箱中单面烤制 30 分钟，翻转番茄片，再烤制 30 分钟。

2. 在烤制番茄的同时，将余下的一汤匙橄榄油倒入大煎锅中，放入茄子，中火煸炒 15 分钟。加入剩余食材，盖上锅盖，中小火焖制。番茄烤熟之后，将它们放入煎锅之中，再加盖焖制 40 分钟，间或翻转搅拌即可。这道菜可以搭配米饭食用。

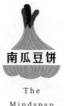

南瓜豆饼

The
Mindspan
Diet

南瓜豆饼的制作方法中使用了大量健康食材，如豆类和南瓜，并利用鸡蛋作为黏合剂。如果你时间有限的话，也可以用南瓜罐头来代替新鲜南瓜。

6人份

材料

900 g 新鲜南瓜，或 850 g 南瓜罐头
1 茶匙轻质橄榄油
1 茶匙剌山柑碎
425 g 鹰嘴豆、黑豆和四季豆
2 汤匙葱花
1 汤匙鼠尾草
1/2 茶匙盐
2 茶匙柠檬汁或酸橙汁
1 枚大鸡蛋
1/2 杯面包碎
1/2 杯面粉
适量盐和黑胡椒调味

做法

1. 如果你用的是新鲜南瓜，将其去籽并切成 4～6 块。在烤盘中加水至半高，将切好的南瓜放入烤盘中，在 190 ℃的烤箱中烤制 45 分钟。将南瓜肉从表皮上刮下来。将烤好的南瓜（或者南瓜罐头）倒入食品加工器中，再加入剌山柑碎、豆类、葱花、鼠尾草、半勺盐和柠檬汁（或酸橙汁）。挤压搅拌，直到充分混合。加入鸡蛋和面包碎，搅拌均匀，注意不要把面包碎搅拌得过于细碎，撒入盐和黑胡椒调味。取出混合好的南瓜泥，捏成适宜入口的饼形。将面粉倒在大碗中或案板上，在捏好的南瓜饼上沾上面粉。在煎锅中放入 1 茶匙橄榄油，中火加热。油热之后，慢慢将南瓜饼放入锅中。每一面大约煎制 3 分钟，直至颜色金黄。

2. 既可以作为主食食用，也可以搭配点心和面包作为汉堡食用。

可调整部分：若不用鼠尾草的话，可以用香菜和欧芹代替。

罗马豆

The
Mindspan
Diet

如果你喜欢吃四季豆，那么一定也喜欢吃罗马豆。它和四季豆很像，只是形状要更长一些、宽一些和扁平一些。罗马豆的制作方法非常简单，味道也很好。四季豆和黄荚种菜豆也可以用这样的方法制作，但是罗马豆的味道是这两者不可比拟的。

4 人份

材料

450 g 新鲜罗马豆，掐头去尾
1 汤匙特级初榨橄榄油
1 汤匙黄油
1 瓣蒜，切碎

做法

在锅中加水，烧沸，加入罗马豆，再次煮沸，5 分钟之后沥干。在煎锅中加入橄榄油、黄油、蒜和罗马豆煸炒，直至罗马豆开始变软即可。

可调整部分： 煸炒时，可以加入一勺柠檬汁或一些切碎的韭黄，当然也可以撒上一些你喜欢吃的硬质奶酪。

烤南瓜

The
Mindspan
Diet

烤南瓜的制作方法绝不简单。如果你选择的南瓜不错，那这道菜的味道绝对无与伦比。

4人份

材料

2个大小适中的番薯南瓜

做法

将烤箱加热至190℃，选择能够盛装4份南瓜的烤盘，加入约2厘米深的水。将南瓜纵向对切，并将切好的部分置于水中。在烤箱中烤制45分钟，翻面再烤制20分钟，直到南瓜肉变软。

可调整部分： 可以选用其他品种的南瓜如青南瓜或面条瓜，但我想你会发现，番薯南瓜的味道是最好的。

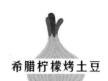

希腊柠檬烤土豆

The
Mindspan
Diet

土豆是希腊人常用的食材，土豆经常被用来作为大多数风味浓郁的主菜的配菜，尤其是对于地中海饮食来说。尽管切土豆块会花费大量时间，但这非常有必要，只有这样土豆块才能更好地吸收佐料和肉汤。各种类型的土豆都可以用来做希腊柠檬烤土豆，所以，用你方便买到的食材来做这道菜即可。

6 人份

材料

1.4 kg 土豆，切成 3 ~ 4 厘米长的土豆块
1/3 杯特级初榨橄榄油
2 个大小适中的柠檬或 2 汤匙柠檬汁
4 瓣蒜，切碎
2 茶匙干马郁兰或 1½ 茶匙干牛至
2 汤匙白葡萄酒醋
1 茶匙盐
少量黑胡椒粒
2 杯蔬菜汤或水
新鲜马郁兰、牛至或欧芹碎

做法

1. 将烤箱加热到 200 ℃，在大烤盘中，加入除蔬菜汤（或水）和新鲜香料之外的所有食材。在烤盘中充分搅拌土豆，让其所有的面完全沾上橄榄油。加入蔬菜汤和水，烤制 45 分钟。翻转土豆，再烤制 20 ~ 30 分钟，直到土豆熟透，叉子可以轻易叉透。

2. 撒上一些新鲜马郁兰、牛至或欧芹，将其作为主菜的配菜食用。

煮鹰嘴豆

The
Mindspan
Diet

煮鹰嘴豆是热那亚的标准饮食。它那美妙而又略有些奇怪的味道让它成为了百搭菜品，既可以搭配米饭食用，也可以搭配乡村面包作为开胃菜食用。

6 人份

材料

850 g 鹰嘴豆，沥干
2 ～ 3 汤匙特级初榨橄榄油
1 个大小适中的橄榄，切碎
6 个大小适中的瑞士甜菜，切碎
1 根西芹，去叶切碎
1 瓣蒜，切碎或捣碎
1 汤匙切好的新鲜欧芹
1 茶匙柠檬汁
1 杯新鲜番茄丁或 3/4 杯番茄罐头
帕马森干酪或丰丁干酪碎

做法

1. 在大号汤锅中加入 2 ～ 3 厘米深的水，使没过鹰嘴豆，盖上锅盖（不要太严），文火慢炖 1 小时。在煎锅中放入橄榄油，放入洋葱、瑞士甜菜、西芹、蒜末和欧芹，中火焖炒约 30 分钟。沥干鹰嘴豆，加入柠檬汁和番茄，混合好后倒入煎锅中，小火再炒 1 小时。

2. 撒上乳酪碎即可食用。

冲绳小炒

The
Mindspan
Diet

传统冲绳小炒用的苦瓜与一般苦瓜相比，味道更苦一些。在购买苦瓜时，重量轻一点、颜色黄一些的苦瓜苦味更轻一些。这道菜中的苦瓜也可以用西葫芦代替。传统冲绳小炒常常搭配猪肉食用，也可以用豆腐和鸡蛋替代，这不仅能带来丰富的口味，还能够提供大量蛋白质。

4～6人份

材料

4个中等大小的西葫芦或2个大小适中的苦瓜
1茶匙盐，如果使用苦瓜的话
1/4杯水，如果使用苦瓜的话
370～450g老豆腐
2汤匙轻质橄榄油或菜籽油
110g五花肉，切成3～6毫米厚的片状，也可以用60g培根替代
1个中等大小的洋葱，切丁
2茶匙味噌酱
1汤匙鼠尾草（可选）
3枚鸡蛋，稍微打散
1汤匙酱油
适量盐和黑胡椒调味

做法

1. 如果使用西葫芦，将西葫芦纵向切半，然后切成5毫米左右的半月形薄片。

2. 要是使用苦瓜的话，将苦瓜纵向切半，挖出并丢弃中间白色的芯。将其切成新月状、5毫米厚的薄片。在大碗中加入一汤匙盐和水，放入切好的苦瓜片，间或搅拌浸泡20分钟。之后，在锅中烧开热水，放入苦瓜片，用沸水煮制3分钟（这可以帮助减轻苦瓜的苦味）。用漏勺捞出苦瓜片，放到厨房用纸上沥干。

3. 将豆腐从包装袋中取出，切成1厘米见方的方块，放置一边待用。在大号煎锅中放入油和猪肉，煸炒至猪肉轻微呈棕色。加入西葫芦片（或苦瓜片）、洋葱和味噌酱，中火煸炒，直至洋葱呈金黄色。加入豆腐，煸炒一分钟。根据个人口味加入鼠尾草。在上面放上鸡蛋，在鸡蛋基本定型之后再开始搅拌。加入酱油、盐和黑胡椒，搅拌均匀。

4. 冲绳小炒可以淋在米饭上食用，也可以放在旁边搭配米饭食用。

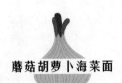

蘑菇胡萝卜海菜面

The
Mindspan
Diet

日式料理是摄入海菜的绝佳饮食。海菜能够给我们提供多种矿物质。制作蘑菇胡萝卜海菜面，荞麦面是最佳选择，荞麦面可以充分吸收酱油和海菜的味道。这道蘑菇胡萝卜海菜面也可以搭配米饭食用。

4 人份

材料

280 g 新鲜香菇或平菇；或 60 g 干香菇，
　　用开水泡发
2 茶匙菜籽油
1½ 茶匙胡萝卜丝
1/4 杯鲣鱼鱼汤（具体做法见 214 页）
　　或水
1 汤匙醋
2 片海苔
2 茶匙酱油
200 g 荞麦面
芝麻（可选）

做法

1. 将香菇切片待用。中火，在大号煎锅内放入菜籽油和胡萝卜丝煸炒，接着加入鱼汤（或水）和醋并加以搅拌。将海苔切成适合入口大小的片状（或条状）。将海苔打湿有助于切碎海苔，但是不要太湿，否则的话，海苔会过于细碎，不成形状。烹煮胡萝卜直到汤汁收干，之后加入香菇和海苔，再烹制 3 分钟，间或搅拌。最后，加入酱油搅拌。
2. 根据包装说明烹煮荞麦面。将炒好的卤料放到面条上，根据自己的口味撒入芝麻。

姜炒胡萝卜

The
Mindspan
Diet

这道配菜中含有大量纤维，口味微甜，香气扑鼻，更有益身体健康，使用的米醋和味淋中含有丰富的 X 因素。

4 人份

材料	做法
1/3 杯醋，最好是米醋 220 g 胡萝卜，去皮切丝 1/2 茶匙姜根碎 1 茶匙味淋	将醋倒入平底锅中，加入胡萝卜丝、姜和味淋，加热直至沸腾。接着，盖上锅盖并将火调小，中火烹煮 12 分钟，直至胡萝卜丝变软。

意大利面、大米和大麦

准备好米饭和意大利面。我总是提前做好米饭和意大利面，存储在冰箱中备用。我常常一次会做三到四天的用量。提前准备好不仅可以在忙碌时解燃眉之急，反复的加热和冷却也能够促进抗性淀粉的形成。意大利面的做法可以参照包装上的说明，一直煮到它们有嚼劲儿为止。而任何食谱上都会介绍米饭的做法。我同样会提前做好大麦，但不会像大米和意大利面这么多，同样，大麦也适合提前做好后冷藏保存。相比之下，我食用的大麦较少。

意大利面　在烹煮干意大利面时，我们需要在锅里加少许盐和一勺橄榄油。几乎所有居住在地中海地区的心智长寿达人都喜欢有嚼劲儿的意大利面。在快要煮好之时，要尤为注意，避免煮得太过或煮得不够。在意大利面煮好后，可以用滤勺沥干。

米饭和大麦 总体来说，煮饭时大米和水的比例应该是 1：2。也就是说，1 杯米需要 2 杯水，尽量选择高质量的水。在煮米饭之前，应该用清水将大米淘洗几次。由于淘洗后的米沾有水分，很难准确估计水的用量，所以，我建议你买一个有三等分标记的容器（玻璃、聚丙烯或其他透明塑料材质）。煮白米饭时，在容器里放入 1/3 的大米，用水认真淘洗。淘洗之后，再把剩余的 2/3 加满水。在燃气灶或微波炉中煮制 20 分钟后取出充分搅拌，盖上锅盖再煮 5 分钟。如果用电饭锅煮米饭也要遵循相似的淘洗程序。制作珍珠大麦和煮米饭的准备步骤和计量方法相似，但制作速食大麦只需要 10 ～ 12 分钟时间。任何需要米饭的餐食都可以用大麦来代替，但我还是推荐大家经常食用大米。

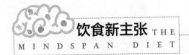

饮食新主张 THE
MINDSPAN DIET

　　我经常听到关于限制意大利面摄入的说法，理由是意大利面只是地中海地区饮食中的一小份配餐。当然，意大利人是意大利面生产和消费的核心人群，但居住在里维埃拉地区的法国居民也是意大利面的忠实消费者。最权威、最常被引用的介绍里维埃拉地区传统饮食的书出版于1972 年，作者是法国尼斯市市长雅克·梅德森。在这本书中，梅德森就"吃多少意大利面合适"给出了明确答案。

　　梅德森说："意大利面胆小鬼不敢吃一份 500 g 的意大利面。"在咨询过餐厅老板之后梅德森提出，"合理"的熟意大利面摄入量在每人 200 g 左右，相对应的干意大利面则在 80 g 左右。也就是说，不包括调味汁和配菜大约为 230 g 左右。当然，对于儿童和身材娇小的人来说，这一数值还要再小一些；对于身材高大的人来说，这一数值再大一些也没关系。总而言之，要想减肥的话就少吃些，但这并不只是针对意大利面而言的，对所有食物来说都是如此。

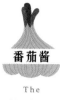

番茄酱

The
Mindspan
Diet

番茄酱是里维埃拉地区饮食中常用的食材，可以搭配任何面条食用。所有的意大利面我都喜欢，但相对于常见的长条形意大利面，我更喜欢方便一口食用的螺旋面和蝴蝶结面，因为它们比较方便夹取，并且有缝隙可以与酱汁充分混合。接下来要介绍的尼斯传统风味番茄酱的制作方法虽然不会放很多番茄，但也可以用作意大利面酱汁。按照下面制作方法取用食材，做出来的酱汁足够搭配 500 g 干意大利面食用。

6 人份

材料

2 汤匙特级初榨橄榄油
3 瓣大小适中的蒜，捣碎或切碎
1 茶匙马郁兰
1 枝小百里香（可选）
1½ 杯切碎的洋葱
3 杯熟透的番茄丁或 800 g 番茄丁
帕尔马干酪碎
适量盐和黑胡椒调味

做法

1. 在中号煎锅中倒入橄榄油、蒜、马郁兰和百里香（按个人口味选择是否添加），煸炒一分钟左右，直至蒜开始冒泡。加入切碎的洋葱煸炒，直至洋葱透明呈棕色。加入番茄丁，继续煸炒 12～15 分钟，直至汤汁浓厚。撒入适量盐和黑胡椒调味。

2. 将煮好的意大利面沥干放到盘子上，浇上番茄汁，再撒些帕尔马干酪碎即可食用。

可调整部分： 也可以在番茄意大利面上撒些罗勒叶，罗勒叶要切碎或撕碎，每份意大利面大约需要 1 片罗勒叶。

香蒜酱

The
Mindspan
Diet

　　以番茄为主要食材制作的酱汁几乎统治了意大利全境，但利古里亚是个例外，香蒜酱才是利古里亚居民的最爱。同样，香蒜酱在法国的尼斯和普罗旺斯地区（在法国，香蒜酱又被称为蔬菜蒜泥浓汤）也备受欢迎。成就香蒜酱美味的核心是新鲜罗勒，最好是热那亚罗勒。根据热那亚地区的传统，制作香蒜酱罗勒唯一的最佳方法就是在研钵中用研杵将罗勒叶充分捣碎，据说这样可以释放出罗勒的全部香味。当然，完全捣碎罗勒叶也是对我们身体健康有益的，这也是我建议用研钵和研杵捣碎罗勒叶的原因。

6人份

材料

2 杯罗勒叶
4 汤匙新鲜松仁
1 瓣蒜，去皮
1/2 杯帕尔马干酪碎或 1/2
　　杯帕尔马干酪碎和撒丁
　　岛佩格里诺干酪碎混合
1/3 杯特级初榨橄榄油
适量盐调味

做法

1. 洗净罗勒叶并晾干，蔬菜烘干机能够加快这一步骤。将松仁、蒜和盐倒入研钵中充分捣碎，一次加入少许罗勒叶，每次都要充分捣碎。加入奶酪碎，再次重复捣碎过程。加入橄榄油，直至混合物充分磨碎，混合均匀，黏稠度平滑一致。

2. 如果你选择使用食品加工器，也要先把罗勒叶洗净并晾干。在食品加工器中加入清理好的罗勒叶、松仁、蒜、盐和 1/3 橄榄油，打碎成泥。用小铲将加工器壁旁的罗勒叶移除，继续往食品加工器中加入 1/3 橄榄油，再次研磨打碎。之后，加入最后 1/3 橄榄油和全部的干酪碎，再次研磨，直至充分打碎，混合均匀。由于罗勒叶和香蒜酱的氧化速度特别快，所以在制作时，速度一定要快，如果不立即食用的话，要用保鲜膜包好封存。

3. 在食用之前，将香蒜酱和温水（可以用煮意大利面的水）混合，搅拌到你可以接受的黏稠度即可。理想的黏稠度是比储存起来的香蒜酱稀一些，但是不要加太多水，否则酱汁会流得到处都是，不易成形。大约 4（或者 5）份酱加 1 份水这样的比例比较合适。香蒜酱可以搭配任何面条食用。

可调整部分： 松仁可以用核桃代替。制作法式香蒜酱，也就是蔬菜蒜泥浓汤需要在上述做法的基础上再加入 60 g 黄油。

烤番茄香蒜酱

The
Mindspan
Diet

烤番茄香蒜酱融合了意大利不同地区的饮食风味，松仁和罗勒还是让这道菜散发着浓厚的意大利西北地区风味。按照下面的方法取材做出来的酱汁足够搭配 280 g 意大利面食用，4 个人吃绰绰有余。烤番茄与香蒜酱的完美结合，赋予了这款酱汁丰富浓郁的味道。

4 人份

材料

6 个大新鲜番茄
4 汤匙特级初榨橄榄油
1 个大小适中的洋葱，切碎
4 瓣蒜，剁碎或捣碎
1 茶匙牛至
85 g 番茄酱
425 g 番茄丁罐头
1/2 杯干红葡萄酒（赤霞珠干红葡萄酒或
　　美乐葡萄酒等）
1 杯水
1 杯新鲜罗勒叶
2 汤匙新鲜松仁
1/2 杯帕尔马干酪碎或 1/2 杯帕尔马干酪
　　碎和撒丁岛佩格里诺干酪碎混合
适量盐和黑胡椒调味

做法

1. 将新鲜的番茄切成 4 份（片状，而非瓣状），在玻璃烤盘上面刷 2 汤匙橄榄油，将切好的番茄放到玻璃烤盘中，在 220 ℃的烤箱中单面烤制30 分钟，翻面，再烤制 30 分钟。

2. 在烤制番茄的同时，可以取出大号煎锅，加入洋葱、蒜、牛至和 2 汤匙橄榄油，中火炒制 10 分钟，直到洋葱和蒜呈些许金黄色。拌入番茄酱、番茄丁罐头、葡萄酒和水。加入研磨好或切好的罗勒、松仁和干酪碎。番茄烤好之后，将其倒入煎锅中，再继续煮制 5 分钟，间或搅拌。撒入适量盐和黑胡椒调味。

3. 煮好意大利面并沥干，在上面浇上酱汁即可食用。

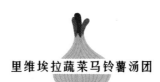

里维埃拉蔬菜马铃薯汤团

The
Mindspan
Diet

马铃薯汤团和瑞士甜菜是里维埃拉地区居民常吃的食物。尼斯人则将两种食物搭配在一起，做出了美味的蔬菜马铃薯汤团。

6人份

材料

1.4 kg 大小适中的软糯土豆
450 g 瑞士甜菜叶，切碎
1 汤匙特级初榨橄榄油
1 茶匙盐
3 杯白面粉（未添加过量铁元素）
2 枚大鸡蛋
适量帕尔马干酪碎

做法

1. 将土豆去皮切半，在大锅中加入盐水煮20～25分钟。在煮土豆的同时，取另一个锅加入盐水，将甜菜碎用盐水焯5分钟。将锅控干，小火翻炒几分钟去除甜菜中的剩余水分，关火。趁土豆未凉之时，将土豆放入搅拌碗中，加入橄榄油、甜菜碎、1茶匙盐、面粉，打入鸡蛋，碾碎土豆并与其他食材充分搅拌，直至面团足够紧实。反复揉打面团，确保面团混合搅拌均匀，将面团揉成直径不超过15毫米的圆柱形，并切成长约25毫米的长块。在锅中加入水、少量盐和橄榄油，煮沸，放入切好的面团煮制4～8分钟。当面团浮在水面上时，表示它们已经煮熟了。用漏勺盛出蔬菜马铃薯汤团，充分沥干。
2. 将蔬菜马铃薯汤团放到盘子上，浇上一层酱汁（地中海地区居民习惯使用番茄酱），撒上帕尔马干酪碎即可食用。

可调整部分： 在制作时，可以用粗粒小麦粉代替最多1/3的面粉。粗粒小麦粉会让马铃薯汤团更具有意大利面的口感。你也可以使用栗粉，栗粉是利古里亚地区居民经常食用的一种面粉。

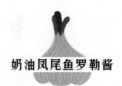

奶油凤尾鱼罗勒酱

The
Mindspan
Diet

按照下面做法制作出的奶油凤尾鱼罗勒酱足够搭配 500 g 干意大利面，供 6 个人食用绰绰有余。奶油凤尾鱼罗勒酱是里维埃拉地区居民常吃的一道食物，进食凤尾鱼也是补充 Ω-3 多不饱和脂肪酸的有效方法，奶油凤尾鱼罗勒酱是一种百搭酱汁。

6 人份

材料

1/2 杯特级初榨橄榄油

4 瓣蒜，切碎或捣碎

6 ~ 8 片新鲜罗勒，或 1 汤匙干罗勒

1/2 个大小适中的洋葱，切碎

2 汤匙黄油

60 g 凤尾鱼，用叉子捣碎

3 汤匙重奶油

少许帕尔马干酪碎

适量盐和黑胡椒调味

做法

1. 在大号煎锅中，倒入橄榄油加热，加入蒜、罗勒和洋葱，焖炒至洋葱透明并开始呈棕色。倒入黄油搅拌，相继加入捣碎的凤尾鱼和重奶油，中火，继续搅拌 5 分钟，撒入盐和黑胡椒调味。

2. 这道菜可以搭配任何面条食用，最后在上面撒些帕尔马干酪碎。

茄子番茄酱

The
Mindspan
Diet

这道简单易做的茄子番茄酱是一道味道绝佳的、让挑食者都无可挑剔的蔬菜菜肴（他们甚至都不会注意到自己吃了茄子）。按照下面做法取用食材做出来的酱汁够搭配 500 g 的干意大利面食用。

4 人份

材料

2 汤匙特级初榨橄榄油

1 个大小适中的洋葱，切碎

3 瓣蒜，切碎或捣碎

4 个日本茄子，切成约 1 厘米宽的方块或茄子条

1/2 茶匙马郁兰或牛至

3 杯熟番茄丁或 800 g 番茄丁

1/4 杯水，若需要更多，按需求添加

1/4 杯新鲜罗勒叶，切碎

少许帕尔马干酪碎

适量盐和黑胡椒调味

做法

1. 在煎锅中加热橄榄油，加入洋葱和蒜，煸炒至洋葱透明并呈棕色。加入茄子、马郁兰（或牛至）和水，中火煮制 20 分钟，间或搅拌，尤其是接近 20 分钟时更要搅拌。加入番茄再煮制 15 分钟左右，直至酱汁变得黏稠。加入罗勒，再煮制 2 分钟，充分搅拌，直至罗勒的味道全部融入酱汁中。撒入适量盐和黑胡椒调味。

2. 这道菜可以随意搭配任何一款面条食用，可在上面撒些帕尔马干酪碎。

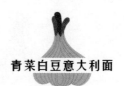

青菜白豆意大利面

The
Mindspan
Diet

地中海里维埃拉地区居民常吃绿叶菜。如果你愿意尝试新鲜事物，在做这道菜时，你可以用地中海地区更传统的蔬菜（如琉璃苣、马齿苋、荨麻、蒲公英叶、芝麻菜、牛蒡、婆罗门参和羽衣甘蓝）来部分代替常用的菠菜。如果你真的选用了地中海传统蔬菜，第一次使用时，可以减少用量，因为大多数地中海地区的蔬菜都有些苦味。按照下面做法取用食材做出来的酱汁够搭配 450 g 干意大利面食用。

6 人份

材料

450 g 干意大利面
2/3 杯再加 2 汤匙特级初榨橄榄油
5 瓣蒜，捣碎或切碎
5 个番茄，切丁
1/2 杯鸡汤或蔬菜汤
425 g 意大利白豆
6 杯菠菜或瑞士甜菜，切碎
1 杯马苏里拉奶酪碎
1 杯帕尔马干酪碎
适量盐和黑胡椒调味

做法

1. 根据包装上的说明煮制意大利面，直至面有嚼劲儿。用漏勺捞出意大利面并沥干，放在盆中，撒上 2/3 杯橄榄油，放凉。在大号煎锅中加入 2 汤匙橄榄油，加热，放入蒜和番茄丁，间或搅拌，煮制 4 分钟。倒入鸡汤（或蔬菜汤）、意大利白豆和菠菜（或甜菜），煮制 5 分钟。在锅中加入煮好的意大利面并搅拌，拌入马苏里拉奶酪和帕尔马干酪碎，撒入适量的盐和黑胡椒调味。

2. 搭配硬皮面包和特级初榨橄榄油食用。

意大利面沙拉

The
Mindspan
Diet

　　意大利面沙拉是典型的地中海意大利面冷食吃法。许多意大利面都可以这么做，但是最好选用有缝隙能够和酱汁充分混合的意大利面，如螺旋面、蝴蝶结面和螺旋粉。

6～8人份

材料

450 g 干意大利面
2/3 杯特级初榨橄榄油
8 个大番茄干（晒干）
1/2 个青椒，切成薄片
1/2 个红辣椒，切成薄片
2 瓣蒜，切碎或捣碎
1 个大番茄，切丁
3/4 杯黑橄榄，切片
1/4 杯红葡萄酒醋（泡发番茄还需要再加一些）
1 茶匙马郁兰或牛至
1 杯帕尔马干酪碎
1/2 茶匙盐
适量黑胡椒调味

做法

1. 根据包装说明煮制意大利面，直至面有嚼劲儿。用漏勺捞出意大利面并沥干，放在盆中，撒上 2/3 杯橄榄油，放凉。在小碗中放入番茄干，加入两倍的 1：1 的水和红葡萄酒醋混合汁，静置 6～8 分钟，泡发番茄干。番茄干变软之后，将其切成 6 毫米厚的片状。将切碎的番茄和其他剩余食材与意大利面充分混合。

2. 在盘子上摆放装饰用的欧芹，将意大利面装盘。夏日炎炎，喝一杯薄荷冰茶，吃一点意大利面沙拉最惬意不过了。

可调整部分： 不加乳酪的话，这道菜就是一道纯素食。也可以用菲达乳酪部分或全部代替帕尔马干酪。要做得更接近素食一些的话，可以加入一些煸炒过的西葫芦。可以尝试加一些切碎的刺山柑，这会让这道美味的意大利面冷食拥有另一种奇妙复杂的风味。

米饭

The
Mindspan
Diet

　　米饭可以一次多做一些存储在冰箱中备用。我喜欢的粳稻和长粒大米（通常来说是蒸谷米）的比例最好是1：1或2：1。这样比例混合煮出来的米饭稍微有些黏，但又不会像粳米那样粘结成块。粳米煮出来的米饭非常容易粘结成块，放入冰箱中存储的话结块犹为严重。

材料

3杯米（2杯粳米，1杯蒸谷米）

做法

1. 可以在电饭锅、微波炉和燃气灶上蒸煮米饭。在盆中倒入米，用水淘洗几次，加入水，确保水米比例为2：1（例如，煮1杯米就倒2杯水，确保水要加到3杯的刻度线那里）。如果米太干，则多加一些水。将盆放到微波炉中用大火加热，直至水开始沸腾（记下沸腾时间，以便下次煮饭时能够清晰把握）。将水米静置10分钟，从下到上搅拌，再在微波炉中加热1～2分钟。

2. 在燃气灶上煮饭的话，先用水将米淘洗几次，尽可能地沥干淘米水。加入1～1.5倍的水（对于软糯黏米，可以多加一些水），在燃气灶上加热直至水沸腾。调至小火，盖上锅盖，小火慢煮20～25分钟（依据大米的类型）。搅拌大米，移去锅盖，静置冷却至少15分钟。

3. 米饭可以单独食用，也可以搭配配菜和其他主食食用。

香草饭

The
Mindspan
Diet

吃腻了白米饭，可以尝试一下香草饭。香草饭可以搭配酱汁和蔬菜食用。

---

4 人份

材料

3 汤匙特级初榨橄榄油

2 片月桂叶

2 茶匙百里香、迷迭香或牛至

1/4 杯水

3 杯煮熟的米饭

做法

在大号煎锅中倒入橄榄油，中火加热，加入水、月桂叶、百里香、迷迭香或牛至。加入米饭，充分搅拌，盖上盖子继续加热。10分钟后，搅拌关火。月桂叶可以留在米饭中，但是不可食用。这道菜既可以单独食用，也可以搭配配菜和其他主食食用。

蚕豆饭

The
Mindspan
Diet

蚕豆饭是法国尼斯居民饮食中的一道经典配菜，也可以作为丰盛午餐中的一道绝美主食。为使这道菜的味道更鲜美，下面介绍的制作方法中加入了一些培根。而如果不放任何肉类，就可以做成一道纯素食。在这道菜中，蚕豆的美味会让你无法忽视它的存在。

4 人份

材料

2 汤匙特级初榨橄榄油
1 个大小适中的洋葱，切碎
1 瓣蒜，切碎
60 g 咸培根，切碎
1 杯蔬菜汤或鸡汤
570 g 蚕豆，沥干
3 片瑞士甜菜，切碎（可选）
3 碗煮熟的米饭
1 汤匙黄油
适量盐和黑胡椒调味

做法

在大号煎锅中倒入橄榄油，中火加热。加入洋葱、蒜和培根丁，煸炒直至颜色金黄。加入蔬菜汤、蚕豆和甜菜（根据自身需求），中火烹煮15 分钟，间或搅拌，直至汤汁收干。加入米饭和黄油，充分搅拌并加热，直至米饭变热。最后，撒入适量盐和黑胡椒调味。

米饭沙拉

The
Mindspan
Diet

来自法国尼斯市的经典米饭沙拉是一道美味的配菜，也是匆忙的人们快速解决午餐的一道优选主食。

4 人份

材料

7 汤匙特级初榨橄榄油

1½ 杯米饭

3/4 杯水

5 个大番茄或 800 g 番茄丁

1 杯冷冻小绿豌豆

1 个青椒，切成薄片

1 汤匙醋

1/2 茶匙马郁兰或牛至

1/2 茶匙盐

56 g 去核橄榄

4 个小洋葱

1 汤匙自制番茄酱（可选，制作方法见 241 页）

1 枝薄荷

适量黑胡椒调味

做法

在汤锅中倒入 4 汤匙橄榄油，中火加热。加入米饭并搅拌，让油与米饭充分混合。在米饭焖炒至奶白色后，加水并搅拌均匀，盖上盖子，小火加热 20 分钟。搅拌米饭，再盖上盖子静置 5 分钟。在另一个汤锅中加入番茄，小火慢煮，收汁到原来的一半左右之后，加入绿豌豆和青椒，小火慢炖至汤汁减半，再煮制 5 分钟。在小号搅拌碗中，将剩下的 3 汤匙橄榄油、醋、马郁兰（或牛至）、盐、黑胡椒和番茄酱（可选）混合并搅拌。将橄榄和洋葱切片，放入大号搅拌碗中，加入冷却的番茄汁、米饭和其他调料并搅拌。最后，铺上薄荷枝即可食用。

The

Mindspan

Diet

鱼类、肉和豆腐

　　尽最大可能减少红肉摄入可以促进心智寿命发展，从而使我们生活得健康长寿（尤其在后半生中）。对此，强调再多也不为过。所以，在可能的时候，试着用豆腐和适量鱼类代替红肉。

地中海鱼卷

The
Mindspan
Diet

鱼肉是低铁蛋白质和长链 Ω-3 多不饱和脂肪酸的优质来源，而这正是我建议一周至少吃两到三次鱼的原因。即便是在忙碌了一整天之后，我们仍可以用以下方法来做鱼。在制作这道菜时，需要注意的是关注你买来的鱼产自哪里，其中又是否含有对人体有害的物质。

2 人份

材料

1 汤匙橄榄油
4 片 55 ~ 85 g 的鱼片（罗非鱼和比目鱼都是不错的选择）
2 根葱，切碎或切丁
110 g 菠菜，新鲜的或冷冻的（解冻并控干）
2 瓣蒜，压碎或捣碎
2 茶匙罗勒、马郁兰或百里香
1 茶匙伍斯特沙司
60 g 菲达奶酪，磨碎
2 个熟透的柠檬
辣椒粉
少量盐和黑胡椒调味

做法

1. 在小锅中倒入橄榄油并用中火加热。在温水中将鱼片洗净，并将鱼片倒入锅中。在搅拌碗中倒入葱、菠菜、蒜、香草、伍斯特沙司、盐、黑胡椒和菲达奶酪并加以搅拌。将搅拌好的调料涂抹在鱼片上，纵向卷起。将柠檬挤在鱼卷上，撒上辣椒粉。随后，放入 230 ℃的烤箱中盖上盖子烤制 40 分钟。

2. 烤制完成之后，放凉待用。同时，将柠檬切成楔状薄片，将两个鱼卷放在盘子上，旁边放上一瓣柠檬。你也可以将鱼卷放在 2 ~ 3 汤匙提前做好的米饭上。这道鱼卷还可以搭配一些简单的绿色蔬菜，可以试试撒上柠檬汁的清蒸芦笋。

可调整部分： 可以配上一些沙拉配菜，如生菜和新鲜番茄切片，再撒上一些乳酪碎（新鲜的阿齐亚戈干酪或丰丁干酪）和新鲜罗勒叶，还可以撒上一些蒜汁调味。

烤三文鱼

The
Mindspan
Diet

4 人份

材料

3 汤匙轻质橄榄油
1 根葱，切碎
2 汤匙酱油
1 茶匙醋
1 汤匙红糖
少量干红辣椒碎
400 g 新鲜三文鱼片

做法

1. 在搅拌碗中倒入 2 汤匙轻质橄榄油、葱、酱油、醋、红糖和红辣椒碎，搅拌直至红糖溶解，随后将腌料放在可密封的塑料袋中。洗净三文鱼片并将其放入腌料袋中，放置在冰箱中腌渍 2 ~ 4 小时。提前 30 分钟从冰箱中取出腌料包，静置直至三文鱼降至室温。在煎锅中加入 1 汤匙轻质橄榄油，加热，直至橄榄油开始冒泡或轻微冒烟，之后将三文鱼放在锅中，煎制 5 ~ 6 分钟。舀一勺酱汁淋在鱼片上，用小铲将鱼片翻面，再煎制 4 分钟左右，直到三文鱼片较薄的部分开始卷曲。将鱼在锅中静置 1 ~ 2 分钟。

2. 搭配蔬菜配菜（如清蒸芦笋或花椰菜）、米饭和意大利面食用。

可调整部分： 这道菜的制作方法重在烤制。尤其要注意三文鱼要烤制将熟时，边缘可能会卷曲，导致鱼片从烤架上掉下去。为了避免出现这种问题，你可以在烤架上放置一张锡纸，在三文鱼烤熟前的 2 ~ 3 分钟，将三文鱼片移至锡纸上。

鼠尾草烤鸡

The
Mindspan
Diet

地中海地区的心智长寿达人并没有大量进食红肉的历史，但是涂抹或填充了鼠尾草的各种肉类却是他们的最爱。新鲜鼠尾草有着特殊的味道，但晾干后这种味道就会变淡。所以，应尽可能地使用新鲜鼠尾草。

4 ~ 6 人份

材料

1 只 1.1 ~ 1.3 kg 的鸡，切块（鸡胸、鸡腿和鸡翅等）
10 ~ 12 片新鲜鼠尾草，洗净控干
1 汤匙轻质橄榄油
1 茶匙百里香

做法

你可以购买切好的鸡块，也可以自己将鸡切块。揭开鸡皮，但注意不要将鸡皮撕坏或去掉，插入足够的鼠尾草，使鼠尾草可以将 1/2 ~ 2/3 的鸡肉覆盖，将鸡皮放回盖住鼠尾草。将烤箱加热至 190 ℃，在玻璃烤盘中加入橄榄油，烤盘要足够大，能够盛放下所有的鸡肉。将鸡肉在烤盘中滚动，让其充分覆盖上橄榄油。将有鸡皮面的鸡肉朝下，撒上百里香，烤制 45 分钟。翻面，撒上余下的百里香，再烤制 20 分钟。烤制成功的鸡肉呈金黄色，肉质酥脆，无残留汤汁。这道菜可以搭配米饭或土豆食用。

可调整部分： 可以用猪肉和猪排代替鸡肉。购买厚一些的猪肉，用刀在猪肉一侧深切几刀，使充分烤制或煎制。此道菜还可以搭配苹果泥和青豆食用。

东方咖喱简餐

The
Mindspan
Diet

咖喱是冲绳地区常见的一种食材。

4 人份

材料

340 g 鸡胸肉，无骨无皮，切成 1 厘米宽
　　的方块或 6 毫米宽的长条

2 茶匙酱油

3½ 茶匙咖喱粉

3 汤匙菜籽油

1 个大小适中的洋葱，切碎

1 个大小适中的红甜椒，切成薄片

1 杯新鲜豌豆荚或冷冻豌豆

1 个大小适中的苹果，切碎

4 瓣蒜，切碎

1 汤匙切碎或磨碎的姜根

1½ 杯低钠蔬菜汤或鸡汤

1 汤匙玉米粉

1/4 杯低脂酸奶油

做法

在大小适中的碗中用酱油充分涂抹鸡肉。之后加入 1½ 茶匙咖喱粉，同样用咖喱粉涂抹鸡肉。用中火加热煎锅，加入 1 汤匙菜籽油，在轻微冒烟时，放入鸡肉翻炒 3 分钟，关火并将鸡肉推放到锅壁旁。在锅中加入剩余 2 汤匙菜籽油，加入洋葱、红甜椒、豌豆荚或冷冻豌豆，煸炒 5 分钟，直至洋葱透明并呈金黄色。加入苹果、蒜、姜和剩下 2 茶匙咖喱粉，煸炒 2 分钟。将火调小。在搅拌碗中用叉子或搅拌器将蔬菜汤（或鸡汤）和玉米粉充分搅拌，直至没有结块。在锅中加入调好的搅拌物和其他剩余食材，继续烹制 5 分钟。最后，加入鸡肉和酸奶油，中低火再烹制 5 分钟。这道菜既可以在其上盖上米饭食用，也可以单独搭配米饭食用。

可调整部分： 可以用豆腐代替蔬菜，也可以用猪里脊片代替鸡肉。

冲绳泡菜猪肉

The
Mindspan
Diet

　　这道菜的制作需要用到泡菜。泡菜是许多亚洲国家（包括日本）居民喜爱的一种腌渍发酵食物。泡菜猪肉是典型的冲绳小炒，即便没有猪肉也是很好吃的一道菜。我建议大家购买泡菜，而不是自己制作。但一定要注意购买泡菜中的盐分，确保购买的泡菜是发酵的而不仅仅是用盐水泡过的。还要注意的是，泡菜味道很辣。如果你吃不惯辣味，可以在制作之前掺入一些大白菜或甘蓝。

4 人份

材料

1 汤匙菜籽油

1 个大小适中的洋葱，切碎

170 g 猪肉，切成 6 毫米厚、3 厘米长的
　　猪肉片

230 g 老豆腐，切成丁或者切成 2 厘米长
　　的豆腐块

1½ 杯泡菜（掺入大白菜）

1 汤匙酱油

6 枚鸡蛋，轻微打散

做法

1. 在煎锅中倒入菜籽油，中火加热。
在油热之后加入洋葱煸炒 2 分钟，接
着加入猪肉煸炒直至呈棕色。加入
豆腐再煸炒 2 分钟，之后加入泡菜、
酱油并充分混合搅拌。将轻微打散的
蛋液浇在锅中，加热直至蛋液成形。
稍微搅拌后趁热出锅。

2. 这道菜可以搭配适量的米饭食用。
每人大约 1/2 ~ 3/4 杯大米。

可调整部分： 如果泡菜太辣，可以加入一些清煮的白菜和甘蓝等。将这些
菜洗净并切碎，在制作前先蒸 / 煮约 5 分钟。

不使用肉的做法： 这道菜中也可以不使用猪肉，仅泡菜和鸡蛋就很美味。

甜 品

　　甜品并不是心智长寿达人饮食中的主要食物。但他们会常饮用咖啡和茶，新鲜水果也是他们饮食的重要构成。但如果你还想安慰一下自己热爱甜品的味蕾，不妨试试以下选择。

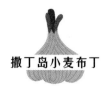

撒丁岛小麦布丁

The
Mindspan
Diet

撒丁岛小麦布丁是撒丁岛地区的典型甜品。小麦粉是用硬粒小麦制作的，这使得用它制作出来的食物血糖指数很低。奶油和可选择添加的鸡蛋同样可以降低血糖指数。

4 人份

材料

1½ 杯水
1 杯重奶油
2 汤匙糖
1 茶匙盐
3/4 杯粗粒小麦粉

做法

将水和重奶油倒入中号汤锅中，用中火加热，加入糖和盐。当锅中的水沸腾时，缓缓拌入所有的小麦粉。慢慢加热、搅拌，直至锅中食物变得黏稠，这一过程大约要花 8 ~ 10 分钟。随后，将搅拌物静置，使其冷却至室温，或放入冰箱促进布丁中抗性淀粉的形成。食用时重新加热就可以，但如果你加得过热，记得让布丁降至室温后再食用。

非素食做法： 可以将鸡蛋拌入冷藏的布丁中。将鸡蛋完全打散，倒入布丁中，重新加热，冷却至室温后再食用。

完美做法： 在布丁上撒些果酱、浆果酱或蜜饯。下一页介绍了浆果酱的做法。

浆果酱

The
Mindspan
Diet

材料

1/4 杯不加糖橙汁
450 g 蓝莓、黑莓或覆盆子
2 汤匙糖（可选）

做法

先将橙汁、浆果和糖（按需要添加）放入汤锅中，中火加热并搅拌，直至锅中液体开始沸腾。将火调小，小火慢炖，间或搅拌炖煮 15 ~ 20 分钟，直至浆果完全融入酱汁中。将酱汁放凉至室温，用勺舀到布丁上食用。

巧克力草莓

The
Mindspan
Diet

巧克力草莓是摄入一些黑巧克力的绝佳甜品，黑巧克力是我的最爱，也是全世界人都爱的富含饱和脂肪酸的食物之一。

4 人份

材料

12 ~ 14 颗大小适中的草莓或 40 颗覆盆子

香草、薄荷或杏仁提取物

110 g 纯度为 70% ~ 85% 的黑巧克力

2 茶匙重奶油或 85 g 不加糖烘焙巧克力

2 茶匙重奶油

1 平汤匙糖

做法

在咖啡杯中将巧克力酱汁的食材混合，在微波炉中用中火加热 40 秒，直到巧克力融化。加入香草、薄荷或杏仁提取物并搅拌，直至巧克力酱汁变凉、变厚。如果使用草莓，则握住草莓柄，将草莓充分蘸入巧克力酱汁中，让巧克力酱汁充分覆盖在草莓上，然后将蘸好巧克力的草莓放到盘子上，用保鲜膜或蜡纸盖好。如果使用覆盆子，那就将巧克力酱汁滴在放在保鲜膜或蜡纸上的覆盆子上。将做好的巧克力草莓放在冰箱中冷却 10 分钟，直至巧克力变硬。冷盘盛装，摆放少量薄荷叶点缀。

零食小吃

大多数心智长寿达人都不吃零食小吃，但如果你的机体缺乏能量，下面有一些健康简单的零食可供选择。

饼干夹腌制鲱鱼 / 沙丁鱼

腌制鲱鱼是一道味道绝佳的小吃，沙丁鱼罐头（水腌沙丁鱼或橄榄油腌沙丁鱼）也是。但一次最多食用 4 块鲱鱼或 2 条大小适中的沙丁鱼为宜，同样，要选择不添加铁元素的饼干。

蔬菜沙拉

将胡萝卜和西芹切片，蘸沙拉调味汁食用，也可以添加杏仁或花生酱搅拌食用。

坚果

坚果是不错的健康零食。澳洲坚果、胡桃、核桃和杏仁都是上佳的选择。烤黄豆和烤花生虽然不是真的坚果，但也是不错的零食。

加奶酪和苹果的酵母面包

3 ~ 4 片酵母面包搭配 28g 山羊奶酪、丰丁干酪、阿齐亚戈干酪或布里干酪（这些奶酪都是上佳选择，但你也可以大胆使用其他奶酪），再加半片苹果。奶酪中的蛋白质和脂肪能够抵消苹果的酸味，这样的组合也是绝佳的健康搭配。

面包

　　这一部分介绍的面包基本上都是用面包机制作的，尽管它们并不是正宗的烤箱烘焙面包，质地也和烘焙面包并不完全一致，但制作方法都很简单。想要做有嚼劲的面包应使用酵头，不要用酵母，加入一些面筋，用粗粒小麦粉的发酵粉代替部分面粉。加入面筋能够让面包更充分地发酵。不管做哪一款面包，加入1勺面筋、1勺水都能够提升面包的质地，让面包更有嚼劲儿。在面粉中加入南瓜或西葫芦同样能够让面包更加紧实。意大利香草面包佛卡夏的面团也可以在面包机中制作，但需要在烤箱中烘焙。香草面包佛卡夏和馅饼（果馅蛋糕）都是利古里亚地区常见的基本食物，不同的果馅和配料丰富了佛卡夏和馅饼的种类。

　　在案板上揉面的时候，先撒上些面粉，以防面团粘连。将捏好的面包放上烹饪板之前，先在烹饪板上面撒一些水或铺上一块湿纱布，接着再在上面裹上一层保鲜膜。之后，在保鲜膜上撒上面粉再放面团，这样做会方便你将捏好的面包放入烤盘中。这种方法既适用于制作乡村长面包，也适用于制作乡村酵母面包。

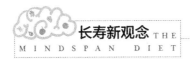

　　面包和酒精的制作和食用历史已有数千年之久。在古埃及和美索不达米亚地区的文字记载中就包括了面包制作要点。面包和酒精的第一次出现有些偶然，但又是历史的必然。因为酵母，也就是使面团发酵产生乙醇和二氧化碳气泡的微生物菌群随处可见，甚至就漂浮在空气中。大约在公元前 1500 年左右，由于酵头的使用，运气不再是影响面包制作的重要因素。但直到 19 世纪中叶，路易斯·巴斯德（Louis Pasteur）才发现微生物对食物和酿酒过程中的发酵起着决定性作用。19 世纪末，酵母被分离出来，人们开始普遍使用纯酵母菌株来制作面包和生产啤酒。

　　直到 20 世纪中叶，发达国家才开始大规模用工业化手段生产面包，这些面包也逐渐取代了传统面包在人们餐桌上的地位。但地中海一带拒绝了这样的改变，那里的人们继续在用非酸酵头或预发酵物（法式酵头、面起子和意式酵头等）来促进面团中真菌的生长，坚持用提前发酵的方法制作传统面包。一般来说，酵头中的真菌要比酵母生长得快，所以，就算是少量酵头的发酵作用也很强。酵头内部的真菌能够快速增长，让面团充分发酵。传统发酵面包的酸度（从感知不明显到非常酸）主要来自乳酸菌产生的乳酸。乳酸菌和酵母菌共生，酵母菌发酵的过程会产生二氧化碳，让面团隆起且变得松软。尽管没有乳酸的酸味，其他真菌和酵母菌的发酵过程也让传统发酵面包有了丰富多样的味道。

基本发酵面包

The
Mindspan
Diet

900 g

材料

1 杯水
2 茶匙糖
大约 1 杯酵头（具体做法见 275 页）
2½ 杯面粉（不添加铁元素）
1 杯粗粒小麦粉（不添加铁元素）
1 茶匙盐
1 汤匙黄油或豆油

做法

在可在微波炉中加热的容器中倒入水，用微波炉中高火加热 30 秒（水温以不烫手为宜）。将水倒入面包机中，按照上面的顺序逐一加入食材（确保酵头不要接触到盐、黄油或豆油）。用标准程序烘焙出 900 g 面包。

可调整部分： 可以用其他面粉代替粗粒小麦粉。

南瓜面包

The
Mindspan
Diet

900 g

材料

425 g 南瓜或 1½ 杯新鲜烤南瓜

1/2 杯水

2 茶匙糖

1 茶匙盐

1 汤匙黄油或豆油

3 杯白面粉（不添加铁元素）

1 杯粗粒小麦粉（不添加铁元素）

2 茶匙酵母或 1/2 杯酵头（具体做法见 275 页）

做法

将水和南瓜搅拌后放入微波炉中高火加热 60 秒（水温以不烫手为宜）。将加热好的水和南瓜倒入面包机中，按照上面的顺序逐一加入食材（确保酵头不要接触到盐、黄油或豆油）。用标准程序烘焙出 900 g 面包。

可调整部分： 可以加入泡发过和加糖的蔓越莓干。如果使用的是蔓越莓，可以将 3/4 杯蔓越莓和 1 茶匙水放入微波炉中，高火加热 90 秒，直到水热。之后，将蔓越莓晾置 5 分钟，再把它放入到面包机中。你可以多加一些粗粒小麦粉（最高可以占到所有面粉的 3/4）。

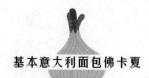

基本意大利面包佛卡夏

The
Mindspan
Diet

佛卡夏是经典的意式面包。在利古里亚和意大利的大部分地区，佛卡夏既是主食快餐，也是人们离不开的零食小吃。

1 根

材料

3 杯白面粉（不添加铁元素）
2 茶匙糖
1 杯水
1 茶匙酵母
2 汤匙橄榄油

做法

1. 将面粉和糖在搅拌碗中搅拌混合。将水加热至大约 32 ℃。在水中加入酵母，静置几分钟，让酵母充分泡发。将酵母水倒入面粉和糖的混合物中并搅拌，再加入橄榄油，继续用勺或铲子搅拌。如果混合物有些干，再酌情加入少量的水，继续搅拌直至混合均匀，做到没有结块。

2. 在手上蘸些面粉后开始揉面，直到面团柔韧紧实。将面团倒入碗中，让其表面充分沾上橄榄油，用厨房毛巾盖上，静置 2 小时，让面团充分发酵，或将面团放到冰箱中静置一夜，让其慢慢发酵。将面团捏揉成椭圆形，比长方形的面包烤盘略小一些，并用擀面杖将其擀得稍平一些。在烤盘中淋上少许油，将面团放入烤盘中。盖上厨房毛巾，静置 45 分钟。45 分钟后，将烤箱加热到 230℃。在面包上刷上薄薄一层橄榄油，并撒上少许盐。将面包放入烤箱中，烤制 20～25 分钟，在网架上放凉后即可食用。

可调整部分： 可以在面团中加入切碎的洋葱或在面包上撒些焦糖洋葱。

乡村面包

The
Mindspan
Diet

900 g

材料

2½ 杯白面粉（不添加铁元素，未漂白）
1/2 茶匙酵母（制作发酵面包可以用 1/2
　　杯面粉和 1 杯酵头代替酵母）
1½ 杯粗粒小麦粉（不添加铁元素）
2 杯水
1 汤匙橄榄油
1½ 茶匙盐
粗麦渣或玉米粉

做法

将面粉和酵母（或酵头）放入搅拌碗中充分混合搅拌。加入粗粒小麦粉、水、橄榄油和盐，充分搅拌直至所有食材混合均匀。在碗上盖上一层铝箔，放置到阴凉处（避免阳光直射）静置 12 小时，使充分发酵。将面包捏成 30 厘米长的长条，在烤盘中涂抹一层橄榄油，将面团放到烤盘中（如果你使用的是不粘烤盘，涂抹橄榄油这一步可以省略），在上面均匀涂抹一层粗麦渣或玉米粉。将粗粒小麦粉或面粉撒在面团上并涂抹均匀，在面团上盖上厨房毛巾，静置 1.5 ～ 2 个小时。烘焙 30 ～ 40 分钟，直到面包呈金黄色，敲其表面会产生坚实的回音。

可调整部分： 要烤制洋葱香草面包，可在上述食材中加入 3/4 杯提前做好的洋葱，1 茶匙牛至、1 茶匙百里香和 1 茶匙迷迭香，充分搅拌即可。

自制食材

　　心智长寿达人的一些饮食需要严选食材，不能用其他食材替代，这样才能最大限度地促进心智寿命的发展。我通常都是自己烘焙面包，并且建议大家也最好自己做面包吃。面包机让面包烘焙的过程基本实现了自动化，而特定的蔬菜也能够提高面包的口感和味道。我同样也会制作一些腌制小菜，当自制小菜和商场售卖的腌制小菜都不错时，我会毫不犹豫地选择自己制作的小菜。

　　对于能够消化乳糖的人，我建议大家食用牛奶和乳酪的替代品。如果你能消化乳糖，很不幸，食用含乳糖食品会让你以高活性半乳糖的形式消化吸收额外的碳水化合物能量。如果你不能消化乳糖，那可以算得上十分幸运了，因为你可以食用牛奶、奶油和其他含乳糖的奶制品而不用担心摄入热量过多。不要食用低乳糖牛奶，因为这种牛奶提前分解了乳糖，会释放出对身体有害的半乳糖，从而影响你体内微生物群的活动，让你无法再从它们那里获得益处。体内低密度脂蛋白水平高（高于 130 mg/dL）的人应该食用低脂肪酸奶油或者不再食用乳制品，而是用豆奶或其他低饱和度的动物脂肪食品来代替。

对于能够消化乳糖的人来说，相较于牛奶和酪乳，酸奶油至少有三种健康益处：低乳糖、少蛋氨酸以及富含 X 因素——乳酸。购买全脂酸奶油时，不要选择不含有脂肪的酸奶油（这一规则并不适用于奶油）。如果你食用低脂酸奶油，那么要确保酸奶油也含有少量的碳水化合物和蛋白质，且其中含有的脂肪、蛋白质和碳水化合物的比例应该和全脂酸奶油的比例相同，记得仔细查看营养标签。

酸奶油牛奶的制作方法简单，与淡酸奶油牛奶与脱脂牛奶相类似。在搅拌碗中放入 1 杯水和 2 汤匙酸奶油，盖上盖子摇匀直至酸奶油完全溶于水中。奶油味更浓的酸奶油混合物与全脂牛奶或酪乳相类似，4 汤匙酸奶油可以搭配 1 杯水。每杯酸奶油牛奶可以加 1/2 茶匙糖，以缓和酸奶油的酸味。如果你想使酸奶油牛奶具有牛奶全部的 X 因素效应，可以在酸奶油牛奶中加入菊粉、乳果糖或低聚果糖，每杯最多加 10 g。

　　酸奶油牛奶可以搭配格兰诺拉麦片或其他任何早餐麦片食用。对于需要牛奶提供蛋白质的饮食就不能只用酸奶油牛奶了，除每杯酸奶油牛奶外，要再加 1 个鸡蛋。

自制酵头

The
Mindspan
Diet

只需有面粉、水和时间，你就可以在家自制酵头。将 60 g 的未漂白面粉或全麦粉加入到 60 g 的低氯清水中，充分搅拌直至面粉和水充分混合。将混合好的水面混合物放到温度为 20 ~ 32 ℃的地方。将酵头掰开，每天加一些等量的面粉和水。5 天后，你的酵头就可以使用了。每一次做面包是要加入 1 杯左右的酵头。如果你使用面包机，加入酵头的面团发酵时间会很短，不妨试试看。用酵头做面包最坏的情况也不过是时间较长，但是它能保证让你做出美味的面包。如果你的居住环境的温度不适合做酵头，不妨去商场买酵头，现在可以在许多线上商城买到酵头。

自制腌制盐水

The
Mindspan
Diet

你可以用自制腌制盐水腌制黄瓜和其他任何蔬菜。盐水和蔬菜的比例应该是 1 : 1。

材料

2 杯水
1¾ 杯白醋
1 杯切碎的新鲜或速冻莳萝
1½ 杯盐
1½ 汤匙棕色芥末
1 汤匙商城售卖的腌菜香料
8 瓣蒜，切碎
1/2 茶匙干红辣椒碎

做法

在搅拌碗或有 10 杯容量的腌菜坛中将所有食材混合搅拌。如果你计划使用小一些的容器腌菜，在制作好盐水之后，用盐水将容器装半，之后再加入蔬菜。然后将腌好的蔬菜放在冰箱中冷藏至少一周，时间越长越好。在盐水中腌渍两个月后，一些较软的蔬菜，如黄瓜，就不会再有新鲜状态下的生脆口感。

自制番茄酱

The
Mindspan
Diet

不超过 1½ 杯

材料

170 g 番茄酱
1/4 杯糖
1/2 杯白醋或调味醋
1/4 杯水
1/4 茶匙洋葱粉
1/4 茶匙或更少的蒜末

做法

1. 将所有食材倒入汤锅中，中火加热，搅拌直至全部食材混合均匀。当锅中食物沸腾时，将火调小，文火慢炖 15 分钟，间或搅拌。

2. 关火，放凉。盛装在容器中盖上盖子保存。

可调整部分： 可以用红糖代替白糖，这会让做出来的番茄酱具有烤肉酱汁的味道。你也可以加入其他食材，做出不同口味的烤肉调味汁，如菠萝汁、糖浆、蒜和罗望子。

THE

MINDSPAN

D I E T

致 谢

    对于自己人生格局的开启和事业上的收获，我有许多人要感谢。在这里，我会从当下开始，以倒叙的方式向这些在我生命中占据重要地位的人一一致谢。没有我的妻子玛莎（Martha）给予我的爱和关怀，这项耗时长久的项目绝不会启动。玛莎和我的厨师朋友埃德·麦斯威尔（Ed Maxwell）教会我许多烹饪的方法。这本书的品质的提升离不开我所在的柯蒂斯·布朗有限公司（Curtis Brown, Ltd.）同事的帮助，他们是米切尔·沃特斯（Mitchell Waters）、史蒂文·萨尔皮特（Steven Salpeter）、提姆·诺尔顿（Tim Knowlton）、乔纳森·里昂（Jonathan Lyons）、萨拉·佩里洛（Sarah Perillo）以及我所在团队的其他同事。我粗糙的原稿之所以能够成为现在这个可读性较强的版本，离不开海莉·莱文（Hallie Levine）、本书的编辑马尼·科克伦（Marnie Cochran）、校对巴布·贾科拉（Barb Jatkola），以及巴兰坦图书公司和兰登书屋（Ballantine Books and Random House）同事的辛勤工作和付出。

    对于马德琳·鲍尔（Madeleine Ball）、迈克·周（Mike Chou）、萨沙·韦特·扎拉尼克（Sasha Wait Zaranek）、沃

德·万德维奇（Ward Vandewege）、汤姆·克莱格（Tom Clegg）以及克罗韦斯团队（Curoverse Team）的所有同事，詹森·博贝（Jason Bobe）以及"个人基因组计划"的所有成员，我向你们表达再多的谢意都不为过。谢谢你们多年来的辛勤工作；谢谢你们让我有幸能够成为这个团队的一分子，共同开创这样一个指向未来、高瞻远瞩的项目；谢谢你们在我调研撰写这本书的时候对我的浅薄与不足的体谅。我还要向罗恩·凯斯勒（Ron Kessler）、玛蒂娜·罗斯伯雷特（Martine Rothblatt）、亚历克斯·霍克斯特拉（Alex Hoekstra）和兰詹·阿胡加（Ranjan Ahuja），向这些我在心智优先基金会（Mind First Foundation）的同事们表示诚挚的谢意。我希望这本书能对我们最大限度发展人类心智寿命的目标起到积极的推动作用。我还要感谢米尔扎·西夫利克（Mirza Cifric）、乔纳森·赵（Jonahan Zhao）、多米尼克·帕拉托雷（Dominic Paratore）以及奕真生物科技公司和桑普力派生物学机构（Veritas Genetics and Samplify Bio）的所有同事。我还要尤其感谢我的妹妹雪莉·埃斯特普（Shelly Estep），是她帮我整合了所有书稿。

大家的帮助让我得以用科学家的方式进行思考，让我能够将科学研究运用到日常生活中，从而让人们真正从科学中获益。我生命中做出的最明智的决定就是在学术道路上克服重重困难，不断求索，最终得以与我的导师乔治·丘奇（George Church）相遇。乔治不仅对我最终成为一名科研工作者产生了重大影响，他对我在个人成长和发展中产生的影响更是不言而喻。大多数科学家根本无法想象乔治的思想洞见有多么深远。彼得·梅达沃（Peter Medawar）和乔治·C. 威廉姆斯（George C. Williams）也同样对我产生了重要的影响。不幸的是，当我在往返电邮中一步步了解他时，乔治告诉我，他被诊断罹患了阿尔茨海默病。此外，马特·凯柏林（Matt Kaeberlein）帮助我了解了衰老和长寿的本质，尤金·温伯格（Eugene Weinberg）让我意识到铁元素对人体的危害。他们都是科学家的典范，在求真的路上始终坚守着初心。再往前回溯，我还要谢谢托马斯·波德斯基（Thomas Podleski）

和卡尔·萨根（Carl Sagan），我九年级时的数学老师罗伯特·费博格（Robert Fieberg），以及所有教过我并告诉我哪个人正确不重要，只有正确本身才重要的老师们。

我的祖父母和外祖父母经历了两次世界大战和大萧条的艰难时期，他们中有两位生活得健康长寿，而另外两位则被神经退行性疾病夺去了生命。他们和我的父母萨莉（Sallie）与托尼（Tony）共同养育了我，让我成长为今天的模样。我在谋求人类心智寿命最大化发展道路上的努力正是他们生命和财富的具体体现。

附录 A ： 推荐检测的基因和生物标记物

在开始践行心智长寿达人的饮食方式之前，我建议你去做一些关键生物标记物的检测，这样才能了解自己目前的身体状况，也能够明晰自己的目标。如果你已经开始践行心智长寿达人的饮食习惯了，那么越早检测这些生物标记物越好。许多重要的生物标记物都可以在常规例行的体检中进行检测，但还是有一些无法在常规体检中得到体现。

◆ 空腹血糖

◆ 空腹胰岛素

◆ 血清铁

◆ 血清铁蛋白

◆ 血红蛋白

◆ 总铁结合力或不饱和铁结合力

◆ 端粒长度

不饱和铁结合力比总铁结合力要重要得多，但检测不饱和铁结合力的仪器并不普遍，一般很难找到。

　　我还建议大家进行一些基因检测。你至少应该了解影响自己的乳糖消化能力（相关基因为 LCT）和影响铁元素负荷超载状态的基因（HFE）。由于本书中建议进行检测的基因、方法和检测机构都是不断变化革新的，想要获得关于基因和生物标记物检测的最新信息，请登录 mindspandiet.com。

附录 B：富铁及少铁的鱼类和肉类

许多肉类中都含有大量可吸收的血红素铁。当然，也有例外。也有一些肉类和鱼类中的血红素铁含量很低。下列表中列出的是 85 克（烹饪熟的）鱼类和肉类中的总铁元素含量和血红素铁含量，以及血红素铁所占的百分比。

表 B-1　每 85 g 鱼类 / 肉类中的铁元素含量、血红素铁含量及血红铁素百分比

	鱼类 / 肉类	铁元素（mg）	血红素铁（mg）	血红素铁百分比（%）
鱼类	鳕鱼	0.4	0.1	20
	鲭鱼	1.4	0.3	28
	三文鱼	0.6	0.1	17[a]
	鲶鱼	1.5	0.4	28
	红鲷鱼	1.2	0.2	15
	沙丁鱼和鲱鱼	2.2	0.4	18[a]
	凤尾鱼	1.9	0.6	28[a]

续前表

鱼类 / 肉类		铁元素 （mg）	血红素铁 （mg）	血红素铁百分比 (%)
海鲜	贻贝	4.6	2.1	48
	龙虾	1.6	0.6	40
	大淡水虾	0.6	0.1	11
	咸水虾	2.0	0.6	30
鸡肉	鸡胸肉	0.3	0.1	23
	鸡腿肉	1.2	0.3	22
鹿肉		4.5	2.2	51
羊肉		3.1	1.6	55
牛肉	牛腩	2.5	1.2	52
	牛后腿肉	3.2	1.5	50
	牛大腿肉	2.5	1.1	48
	牛肉馅	2.5	0.9	40
	里脊肉	0.8	0.3	31
猪肉	猪腰	2.4	1.1	45
	猪血	12.2	15.3	80
肝酱		5.0	0.8	16

注 :a. 三文鱼罐头（有骨）、整条沙丁鱼以及凤尾鱼中含有大量钙元素。300mg 以上的钙元素会阻碍人体对铁元素的吸收。

附录 C：谷物和常见油类中的多不饱和脂肪酸含量

表 C-1　　　谷物中的多不饱和脂肪酸含量与比例（mg/ 100 g 谷物）

谷物	亚油酸 (Ω-6, mg)	α-亚麻酸 (Ω-3, mg)	亚油酸/α-亚麻酸比例
大麦	505	55	9.2
糙米	1850	81	22.8
荞麦	961	78	12.3
玉米	2100	65	32.3
小米	2010	115	17.5
燕麦	2420	110	21.8
黑麦	958	157	6.1
全麦	740	40	18.5

表 C-2　　　　　常见油类中的多不饱和脂肪酸含量与比例（g/15 mL）

油类	亚油酸 （Ω-6, g）	α-亚麻酸 （Ω-3, g）	亚油酸/α-亚麻酸比例
菜籽油	2.8	1.3	2.2
椰子油	0.24	无	>100
玉米油	7.2	0.16	45
棉籽油	7.0	0.03	>100
亚麻油	2.2	8.0	0.28
橄榄油	1.1	0.1	11
棕榈仁油	0.2	无	>100
花生油	4.3	无	>100
红花籽油	10.0	无	>100
红花油（富含单不饱和脂肪酸）	0.5 ~ 1.9	无	>100
芝麻油	5.6	0.04	>100
大豆油	6.8	0.9	7.8
葵花油	5.4	0.03	>100

译者后记

试想一下，如果关于你过去和现在的一切都在慢慢流失，你会怎么办？

找不到东西，记不清刚刚吃过的早餐，打开电脑后茫然无措，不知道向你亲切打招呼的人是谁，言谈举止变得怪异滑稽，失去理智和回忆，最终连自己是谁都想不起来……

也许你会觉得这样的事情不会发生，但事实上，努力掌握"失去"的艺术不过是阿尔茨海默病患者每天需要面对的琐碎生活的冰山一角。

在中国，阿尔茨海默病通常被称作老年痴呆症，作为人类健康的大敌，它的严重性和危害性并未被国人所知悉。正如人们给它的通俗称谓一样，在国人眼中，阿尔茨海默病是伴随年龄增长而出现的一种自然现象，误解、耻辱与孤立常与之同时出现。目前，中国阿尔茨海默病患者人数已位居世界第一，阿尔茨海默病也已经成为当今和未来全球人类面临的最大的公众健康挑战之一，是全球家庭和社会发展需要直面的一个不断扩大的危机。

《长寿的基因》正是为此而写。作为美国哈佛医学院遗传学博士，普雷斯顿·埃斯特普对阿尔茨海默病以及其他各种形式的神经退行性疾病有着直观的感受和体验，不论是家人还是病人的患病经历都让他心碎不已，但与此同时，他也在临床工作中看到了让大脑永葆活力的可能性，而这种可能性就蕴藏在我们每天都要进行的饮食行为中。

作为遗传学博士，埃斯特普急切地想让世人知道，基因决定了我们的性状，但基因并不是我们的宿命。埃斯特普用公式"基因 + 环境 = 性状"概括了他的观点，这一公式也是贯穿本书的核心思想。我们生活在环境当中，环境因素和基因发生互动，改写基因的表达，从而影响了人体的性状。虽然我们目前无法改变自己的基因，但是我们能够影响自身基因的表达。而饮食就是众多影响基因表达的环境因素之一。

人类的生存离不开饮食，作为每天都要进行的活动，通过饮食影响基因，可谓简单方便。但不管理论上有多么简单，真实的生活实践却完全是另一番样貌。在现实生活中，人们的饮食行为中充满了各种错误的认知和偏执的尝试。

你可能无法想象，铁元素补充过量正是造成人们罹患神经性退行疾病和心血管疾病最重要的原因之一；如果你患有乳糖不耐症，适量食用奶制品带来的健康益处要远甚于其负面影响。你可能不知道，高脂肪和高碳水化合物含量的食物都被污名化了；精制碳水化合物并不像宣传中的那样对身体健康有害；你可能还不知道，那些健康杂志、媒体和专家没有告诉你的是，人的一生是动态发展变化的，一些对年轻时我们有利的因素往往会给人到中年的我们造成实际性伤害……

埃斯特普博士在本书中运用大量研究案例论证打破了这些错误的认知和偏见，以他的专业知识背景和亲身实践，为读者提供了有益于保持大脑活力、促使认知能力得以充分发展的健康饮食建议。

我们常用生理寿命来衡量个体在世间生活的时间长短。在这本书中，埃斯特普提出了相应的"心智寿命"概念来衡量生理寿命中个体的生命品质。在他眼中，个体的生命意义不仅取决于生命长度，还取决于心智（认知）能力的最佳发展水平。愿每个读者都能从这本书中有所收获，度过身体健康、心智清明的一生。

在本书的翻译过程中，专业知识的匮乏常常让我有力不从心之感，幸而得到了贾森皓博士的专业指导，才让我对概念、术语和整本书的理论体系有了更深刻的认识和理解。对本书文字翻译工作帮助最大的是孙远，她的耐心倾听和富有洞察力的反馈使我对一些关键句子的处理有了更为准确的理解和把握。在文字润色上，我要感谢朱悦俊、郭瑞雪、陈伟和吴鉴同学的指导和帮助。最后，我想要谢谢本书的策划编辑简学老师，谢谢简老师对我的信任，将这本书的翻译任务托付于我，衷心感谢简老师在传播知识，分享智慧方面付出的努力。由于学力、精力有限，书中难免存在疏漏与不当之处，敬请读者指正。

未来，属于终身学习者

我这辈子遇到的聪明人（来自各行各业的聪明人）没有不每天阅读的——没有，一个都没有。巴菲特读书之多，我读书之多，可能会让你感到吃惊。孩子们都笑话我。他们觉得我是一本长了两条腿的书。

——查理·芒格

互联网改变了信息连接的方式；指数型技术在迅速颠覆着现有的商业世界；人工智能已经开始抢占人类的工作岗位……

未来，到底需要什么样的人才？

改变命运唯一的策略是你要变成终身学习者。未来世界将不再需要单一的技能型人才，而是需要具备完善的知识结构、极强逻辑思考力和高感知力的复合型人才。优秀的人往往通过阅读建立足够强大的抽象思维能力，获得异于众人的思考和整合能力。未来，将属于终身学习者！而阅读必定和终身学习形影不离。

很多人读书，追求的是干货，寻求的是立刻行之有效的解决方案。其实这是一种留在舒适区的阅读方法。在这个充满不确定性的年代，答案不会简单地出现在书里，因为生活根本就没有标准确切的答案，你也不能期望过去的经验能解决未来的问题。

而真正的阅读，应该在书中与智者同行思考，借他们的视角看到世界的多元性，提出比答案更重要的好问题，在不确定的时代中领先起跑。

湛庐阅读 App：与最聪明的人共同进化

有人常常把成本支出的焦点放在书价上，把读完一本书当作阅读的终结。其实不然。

时间是读者付出的最大阅读成本
怎么读是读者面临的最大阅读障碍
"读书破万卷"不仅仅在"万"，更重要的是在"破"！

现在，我们构建了全新的"湛庐阅读"App。它将成为你"破万卷"的新居所。在这里：

● 不用考虑读什么，你可以便捷找到纸书、电子书、有声书和各种声音产品；

● 你可以学会怎么读，你将发现集泛读、通读、精读于一体的阅读解决方案；

● 你会与作者、译者、专家、推荐人和阅读教练相遇，他们是优质思想的发源地；

● 你会与优秀的读者和终身学习者为伍，他们对阅读和学习有着持久的热情和源源不绝的内驱力。

下载湛庐阅读 App，
坚持亲自阅读，
有声书、电子书、阅读服务，
一站获得。

本书阅读资料包

给你便捷、高效、全面的阅读体验

本书参考资料
湛庐独家策划

- ☑ **参考文献**
  为了环保、节约纸张，部分图书的参考文献以电子版方式提供

- ☑ **主题书单**
  编辑精心推荐的延伸阅读书单，助你开启主题式阅读

- ☑ **图片资料**
  提供部分图片的高清彩色原版大图，方便保存和分享

相关阅读服务
终身学习者必备

- ☑ **电子书**
  便捷、高效，方便检索，易于携带，随时更新

- ☑ **有声书**
  保护视力，随时随地，有温度、有情感地听本书

- ☑ **精读班**
  2~4周，最懂这本书的人带你读完、读懂、读透这本好书

- ☑ **课 程**
  课程权威专家给你开书单，带你快速浏览一个领域的知识概貌

- ☑ **讲 书**
  30分钟，大咖给你讲本书，让你挑书不费劲

湛庐编辑为你独家呈现
助你更好获得书里和书外的思想和智慧，**请扫码查收！**

(阅读资料包的内容因书而异，最终以湛庐阅读App页面为准)

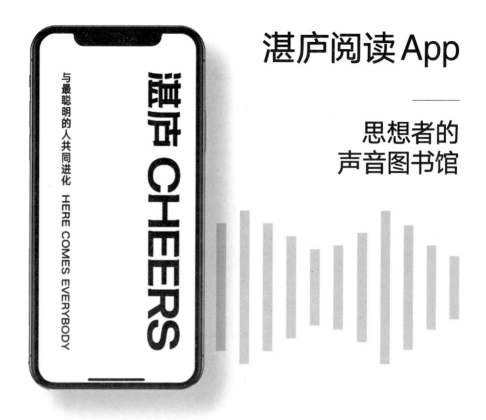

湛庐阅读App

思想者的
声音图书馆

倡导亲自阅读

不逐高效，提倡大家亲自阅读，通过独立思考领悟一本书的妙趣，把思想变为己有。

阅读体验一站满足

不只是提供纸质书、电子书、有声书，更为读者打造了满足泛读、通读、精读需求的全方位阅读服务产品 —— 讲书、课程、精读班等。

以阅读之名汇聪明人之力

第一类是作者，他们是思想的发源地；第二类是译者、专家、推荐人和教练，他们是思想的代言人和诠释者；第三类是读者和学习者，他们对阅读和学习有着持久的热情和源源不绝的内驱力。

CHEERS

以一本书为核心

遇见书里书外，更大的世界

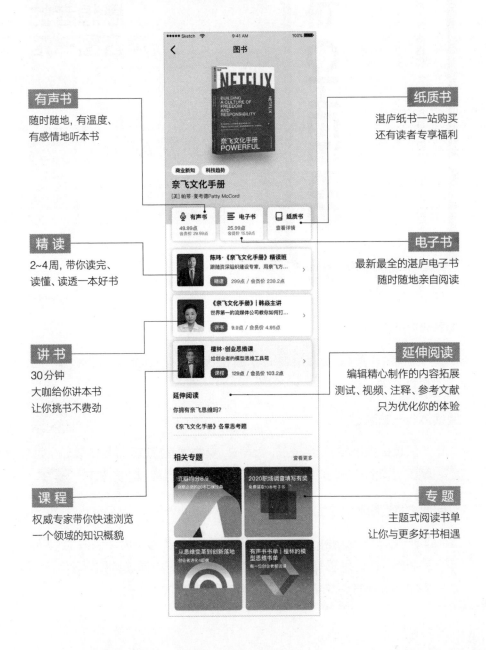

有声书

随时随地，有温度、有感情地听本书

精 读

2~4周，带你读完、读懂、读透一本好书

讲 书

30分钟
大咖给你讲本书
让你挑书不费劲

课 程

权威专家带你快速浏览
一个领域的知识概貌

纸质书

湛庐纸书一站购买
还有读者专享福利

电子书

最新最全的湛庐电子书
随时随地亲自阅读

延伸阅读

编辑精心制作的内容拓展
测试、视频、注释、参考文献
只为优化你的体验

专 题

主题式阅读书单
让你与更多好书相遇

湛庐文化获奖书目

《爱哭鬼小隼》
国家图书馆"第九届文津奖"十本获奖图书之一
《新京报》2013年度童书
《中国教育报》2013年度教师推荐的10大童书
新阅读研究所"2013年度最佳童书"

《群体性孤独》
国家图书馆"第十届文津奖"十本获奖图书之一
2014"腾讯网·唪书局"TMT十大最佳图书

《用心教养》
国家新闻出版广电总局2014年度"大众喜爱的50种图书"生活与科普类TOP6

《正能量》
《新智囊》2012年经管类十大图书,京东2012好书榜年度新书

《正义之心》
《第一财经周刊》2014年度商业图书TOP10

《神话的力量》
《心理月刊》2011年度最佳图书奖

《当音乐停止之后》
《中欧商业评论》2014年度经管好书榜·经济金融类

《富足》
《哈佛商业评论》2015年最值得读的八本好书
2014"腾讯网·唪书局"TMT十大最佳图书

《稀缺》
《第一财经周刊》2014年度商业图书TOP10
《中欧商业评论》2014年度经管好书榜·企业管理类

《大爆炸式创新》
《中欧商业评论》2014年度经管好书榜·企业管理类

《技术的本质》
2014"腾讯网·唪书局"TMT十大最佳图书

《社交网络改变世界》
新华网、中国出版传媒2013年度中国影响力图书

《孵化Twitter》
2013年11月亚马逊(美国)月度最佳图书
《第一财经周刊》2014年度商业图书TOP10

《谁是谷歌想要的人才?》
《出版商务周报》2013年度风云图书·励志类上榜书籍

《卡普新生儿安抚法》(《最快乐的宝宝1·0~1岁》)
2013新浪"养育有道"年度论坛养育类图书推荐奖

图书在版编目（CIP）数据

长寿的基因 /（美）埃斯特普著；姜佟琳译 . —杭州：浙江人民出版社，2016.11（2024.3重印）

ISBN 978-7-213-07661-9

Ⅰ .①长…　Ⅱ .①埃…　②姜…　Ⅲ .①长寿–基本知识　Ⅳ .①R161.7

中国版本图书馆 CIP 数据核字（2016）第 257229 号

浙 江 省 版 权 局
著作权合同登记章
图字：11-2016-347 号

上架指导：基因科技 / 饮食 / 长寿

长寿的基因

[美] 普雷斯顿·埃斯特普　著

姜佟琳　译

出版发行：浙江人民出版社（杭州体育场路 347 号　邮编　310006）

　　　　　市场部电话：（0571）85061682　85176516

集团网址：浙江出版联合集团　http://www.zjcb.com

责任编辑：蔡玲平　尚　婧

责任校对：张谷年

印　　刷：石家庄继文印刷有限公司

开　　本：710mm ×965 mm 1/16　　　　印　　张：19.75

字　　数：251 千字　　　　　　　　　　插　　页：3

版　　次：2016 年 11 月第 1 版　　　　　印　　次：2024 年 3 月第 5 次印刷

书　　号：ISBN 978-7-213-07661-9

定　　价：69.90 元

如发现印装质量问题，影响阅读，请与市场部联系调换。